Larry Rose

Ich habe Alzheimer

Ein Bericht

Aus dem Amerikanischen
von Bernardin Schellenberger

Herder
Freiburg · Basel · Wien

Titel der Originalausgabe:
Show me the way to go home
Copyright © 1996 Elder books, Forest Knolls, California

Gedruckt auf umweltfreundlichem,
chlorfrei gebleichtem Papier

Alle Rechte vorbehalten – Printed in Germany
© Verlag Herder Freiburg im Breisgau 1997
Herstellung: Freiburger Graphische Betriebe 1997
ISBN 3-451-26286-X

Ich widme dieses Buch:

meinem Sohn Jeff und meiner Tochter Rhonda;
Stellas Tochter Stephene und ihrem Sohn Jason.
Und natürlich Stella. Ohne ihr Gedächtnis, ihre Bänder
und Notizen und vor allem ihre Geduld
hätte ich dieses Buch nicht schreiben können.

Außerdem meiner guten Freundin Diana,
einer Weggefährtin durch dieses Labyrinth.

Inhalt

Einführung von Jeff Rose 11

Kapitel 1	Seltsame Erlebnisse	15
Kapitel 2	Die Diagnose	19
Kapitel 3	Die Verwirrung setzt ein.	31
Kapitel 4	Echte Freunde	35
Kapitel 5	Der rutschige Abhang	45
Kapitel 6	Die Vorhölle	47
Kapitel 7	Ein medizinischer Durchbruch?	51
Kapitel 8	Floyd	63
Kapitel 9	Stella	67
Kapitel 10	Im Irrgarten verloren.	71
Kapitel 11	Angst und Zorn.	77
Kapitel 12	Ein weltberühmtes Schwein.	91
Kapitel 13	Lachen heilt vieles	95
Kapitel 14	Das Illegalsystem.	99
Kapitel 15	Diana	109
Kapitel 16	Für immer einschlafen.	113
Kapitel 17	Freunde sind ein großer Trost	117
Kapitel 18	Rückblicke in die Vergangenheit	127
Kapitel 19	So sein wie der	129
Kapitel 20	Nachwort von Stella Guidry.	133

*„Nicht die Gesunden brauchen den Arzt,
sondern die Kranken.
Darum lernt, was das heißt."*

Matthäus 9, 12–13

Einführung

Mein Vater hat ein gewöhnliches Leben geführt, aber er war ein außergewöhnlicher Mensch. In den Frühstadien seiner Krankheit merkten meine Schwester und ich nichts von seinem Gebrechen. Wir verschlossen vor der Wahrheit die Augen. Uns war die Vorstellung unerträglich, daß ausgerechnet ihn etwas Derartiges heimsuchen könnte.

Ich will von dem Vater erzählen, den ich gekannt habe. Er war ein unabhängiger, humorvoller, kerniger Individualist. Es gab nichts, was er nicht konnte. Er war der gewitzteste, verblüffendste Mensch, den ich je kennengelernt habe. Als ich fünf war, nahm er mich immer zu seinen verschiedenen Jobs mit. Manchmal dauerten sie mehrere Tage. Es schien, er kannte jeden. Ich habe wildfremde Leute erlebt, die ihn auf der Straße angehalten und zu ihm gesagt haben: „Habe ich Sie nicht schon einmal irgendwo gesehen?" Immer nahm er sich die Zeit, stehenzubleiben und sich mit ihnen zu unterhalten.

Irgendwann kaufte er mir ein Luftgewehr, und er verwandte Stunden darauf, mir beizubringen, wie man sicher damit schoß. Nie war er dafür, auf „diese verflixten Spatzen" zu schießen. Statt dessen schossen wir immer auf Ziele aus Papier. Er brachte mir das Lesen bei, als ich drei war. Ein Fisch, zwei Fische, roter Fisch, blauer Fisch – immer und immer wieder. Als ich zwölf war, ließ Vater mich Flugzeuge fliegen. Als ich vierzehn war, schipperte ich den ganzen Sommer mit einem seiner Schleppkähne herum.

Alles, wovon ich meinte, ich könne es, ließ er mich tun.

„Jünger kannst du das nie mehr lernen", pflegte er immer zu sagen. Ganz gleich, was passierte, er drückte nie den Alarmknopf. Er blieb bei allem immer die Ruhe selbst. Bücher waren ihm sehr wichtig. Es schien, er konnte nie genug lesen. In seiner Hütte in den Ozarks müssen über tausend Bücher stehen. Er hat jedes von ihnen gelesen. Ich übrigens auch.

Er schenkte mir den Willen, zu lernen, und bei ihm machte das Lernen immer Spaß. Er pflegte zu sagen: „Wenn du das, was du tust, gern tust, ist es keine Arbeit. Ich habe mein Lebtag noch keinen ganzen Tag gearbeitet."

Erst vor zwei Jahren noch mieteten wir ein Kanu und paddelten den Little Red River elf Meilen hinunter. Wir mußten oft aussteigen und das Kanu über die seichten Stellen tragen. Dann hielten wir an, setzten uns ans Flußufer und debattierten miteinander wie gute alte Kumpel. Dad lachte viel, aber immer *mit* einem, nie *über* einen. Ich werde diese Zeit nie vergessen.

Jetzt ist mein Vater verwirrt und verängstigt, und gelegentlich verhält er sich feindselig und paranoid. Zeitweise ist er total auf die Hilfe anderer angewiesen. Er hat mit dem Lesen aufgehört, obwohl ich schon gesehen habe, daß er mit den Fingern über die Bücher in seinen Regalen gefahren ist. Er weiß, daß sie wichtig sind, aber zeitweise scheint er nicht zu wissen, weshalb.

Mit dem Reden tut er sich schwer. Es gibt Zeiten, da bringt er keinen ganzen Satz heraus; seine Worte sind ein unverständliches Kauderwelsch. Zu anderen Zeiten könnte man geradezu meinen, ihm fehle überhaupt nichts. Trotzdem bleibt er zäh. Er holt immer wieder das Äußerste aus sich heraus.

Dad pflegte zu sagen: „Suhle dich nie in Sorgen oder Selbstmitleid. Das zersetzt deine Persönlichkeit und zerstört deine Fähigkeiten. Es gibt nur eines, mit dem man jede Situation bewältigt: die Einstellung, die man ihr gegenüber einnimmt." Ich glaube, das ist ein wahrer und gültiger Wahlspruch.

Meine Mutter ist 1985 bei einem Autounfall gestorben. Ich denke, Vater ist über diesen Verlust nie hinweggekommen. Er redet von Dingen, die sie gemeinsam unternommen haben, als sei das erst gestern gewesen. Sie waren sehr eng miteinander verbunden; das waren wir alle.

Mein Vater ist 58 Jahre alt, also noch viel zu jung, um schon die Alzheimerkrankheit zu haben. Wenn man ihn anschaut, würde man das nie ahnen. Ihn umgibt eine Aura, die sagt: „Meine Würde kann mir niemand nehmen." Er strahlt das derart aus, daß es ist, als stehe es in drei Meter hohen Lettern an die Wand geschrieben. Er ist nie jemandem begegnet, den er nicht gemocht hätte – es sei denn, jemand habe ihm einen Grund dafür gegeben.

Mit ihm zusammen aufzuwachsen war ein einmaliges Geschenk. Er arbeitete mindestens hundert Stunden pro Woche, jede Woche, solange ich mich entsinnen kann, und doch hatte er immer noch Zeit für uns Kinder. Er half uns bei den Hausaufgaben, bei den Pfadfindern, beim Baseball – bei allem. Wenn ich zurückschaue, weiß ich gar nicht, wie wir das alles hingekriegt haben. Ich bin immer noch voller Wissensdurst. Dafür kann ich sowohl ihm wie meiner Mutter nur dankbar sein; sie haben mir das Lernen stets zur Freude werden lassen. Dad sagte immer, der Geist sei wie ein Tank mit einem kleinen Leck; deshalb müsse man ihn pausenlos nachfüllen. Mir fehlen die Worte, um angemessen auszudrücken, wie dankbar ich bin, daß er mein Vater ist; aber jetzt fürchte ich mich vor dem, was kommen wird. Ich habe meine Mutter verloren, als sie erst 43 war, und jetzt verliere ich meinen Vater; doch ich bin ungemein froh, ihn überhaupt gehabt zu haben. Diese verdammte Krankheit!

Jeff Rose

Kapitel 1

Seltsame Erlebnisse

Eine verrückte Krankheit schlägt zu

Es war an einem jener Tage, an denen alles derart harmonisch ist, daß eigentlich überhaupt nichts Ungewöhnliches passieren kann. Es war ein Tag, an dem man rundum seines Lebens froh ist; einer jener Tage, an dem man mit der Welt im Einklang und wo alles stimmig ist. Ich hatte keine Ahnung, daß, noch ehe dieser Tag vorüber war, eine rasche Folge von Ereignissen in Gang gesetzt werden sollte, die das Leben, wie ich es gekannt hatte, verändern würde – für immer.

Ich war unterwegs zu meiner Berghütte in den Ozarks bei Clinton, Arkansas. Das ist ein wunderbares Plätzchen Erde, wo man aus dem Hamsterrad des Alltags und dem Wettrennen um die vordersten Plätze im Leben aussteigen kann. Ich versuche, dort soviel Zeit wie möglich zu verbringen.

Ich hatte viele Jahre meines Lebens im Außen- und Reparaturdienst eines Elektrizitätsunternehmens verbracht und erst vor wenigen Jahren diese Firma verlassen und versucht, das Maß von täglich 12 bis 15 Arbeitsstunden einigermaßen zu reduzieren, die man aufbringen muß, um in der Industrie am Ball zu bleiben. Wenn ich meine Zeit nicht in der Hütte verbrachte, übernahm ich hie und da eine Beratertätigkeit; außerdem war ich in Baton Rouge für einige große, unabhängige Ölgesellschaften hier in Louisiana tätig, einfach um etwas zu tun.

Als ich nach Alexandria kam, hielt ich an einem Fast-Food-Restaurant, um schnell eine Tasse Kaffee zu trinken.

Ich muß dann ungefähr eine Stunde gefahren sein, als ich merkte, daß nichts mehr wie gewohnt aussah. Ich war diese Straße schon mehrere Jahre gefahren, und ich kannte sie wie meine Hosentasche.

Als ich schließlich wieder die Orientierung fand, war ich kurz vor Shreveport, mehr als 100 Meilen ab von meinem Weg. Ich mußte zwei Stunden gebraucht haben, um so weit zu fahren. Was war passiert? Wo war ich nur diese ganze Zeit mit meinem Kopf gewesen? Das letzte, an das ich mich noch genau erinnerte, war meine kurze Kaffeepause in Alexandria gewesen.

Ich änderte meine Fahrtroute so, daß ich nach Little Rock kam, wo ich dann den Highway 167 würde verlassen müssen, um die I-40 in Richtung Westen nach Conway zu nehmen. Dann wußte ich genau, wo ich war und wo ich hinfuhr.

Auf der Fahrt nach Little Rock sagte ich mir immer wieder: „Larry, du mußt dich besser konzentrieren. Gib dir mehr Mühe. Was ist los mit dir? Hast du bei Rot immer gehalten? Bist du zu schnell gefahren?" Ich wußte das überhaupt nicht; ich konnte mich an rein gar nichts mehr erinnern.

Doch jetzt war ich wieder in bester Form, und während der Fahrt achtete ich sorgfältig auf meine Geschwindigkeit und den Verkehr. Der Tag war einmalig schön, und ich war so froh, mich zum Atemholen in meine Hütte zurückziehen zu können. Und dann sah ich das Schild „West Memphis, Arkansas". Ich mußte in Little Rock wieder falsch abgebogen sein. Eigentlich hätte ich jetzt schon in der Hütte sein müssen. Es war Zeit, meine gute Freundin und langjährige Gefährtin Stella Guidry anzurufen. Ich rief sie immer gleich an, wenn ich in der Hütte angekommen war, um sie zu benachrichtigen, daß ich sicher angekommen sei. Jetzt würde ich noch weitere vier Stunden bis zur Hütte brauchen, und bis dahin würde sie sich schon die größten Sorgen gemacht haben.

Ich hielt an einem Münzfernsprecher und rief Stella an.
„Also, hat alles gut geklappt?" fragte sie.
„O nein", sagte ich. „Ich bin in Memphis."
„Was zum Teufel tust du in Memphis?" rief sie ganz erschrocken aus. „Ich habe gemeint, du fährst direkt in die Hütte."

Ich wollte ihr nicht sagen, welche Dummheit ich begangen hatte, und gab zur Antwort: „Ich habe mich kurzfristig entschlossen, in Graceland vorbeizuschauen, weil ich ganz in der Nähe war. Du weißt, ich war immer ein Fan von Elvis."

Wir unterhielten uns noch ein bißchen. Sie schien damit zufrieden, daß ich genau das tat, was ich mir vorgenommen hatte. Ich stieg in einem Motel ab, aß eine Kleinigkeit und ging dann zu Bett, erschöpft, verschreckt und voller Fragen, was eigentlich mit mir los war. Zunächst hatte ich es mit der Angst zu tun bekommen, aber dann trat an ihre Stelle eine kalte, furchterregende Leere.

Ich wachte ganz erfrischt früh am nächsten Morgen auf und fuhr ohne weitere Zwischenfälle zu meiner Hütte. Im Lauf der nächsten Tage entspannte ich mich, schaute Fernsehen, warf Steine nach Eichhörnchen und versuchte mich selbst wieder in meiner Identität als „leichter Exzentriker" herzustellen. Ich entsinne mich noch, daß ich während meiner Spaziergänge durch die Wälder dachte: „Hier muß Gott wohnen", denn es war einfach herrlich.

Ich hatte bei meiner Ankunft im Laden eine tiefgefrorene Pizza gekauft, und so beschloß ich eines späten Vormittags, sie zu backen. Es war ja fast Essenszeit. Ich heizte den Herd gemäß der Gebrauchsanweisung auf der Schachtel vor, schob die Pizza hinein und schaute auf die Uhr. Sie sollte 10 bis 13 Minuten im Herd bleiben, und beim Warten schaute ich aus dem Fenster und sah, daß das Gras auf der Wiese ziemlich hoch geworden war. Da vergaß ich die Pizza, ging hinaus, warf meinen Ford-Traktor an und begann die rund einen Hektar große Wiese vor der Hütte zu mähen. Bald sah ich aus den Hüttenfenstern Rauch aufsteigen.

„Mein Gott", dachte ich, „das Haus brennt."

Ich hielt den Traktor an und rannte ins Haus, um zu sehen, ob ich die Feuerwehr rufen sollte. Während ich hineinrannte, wurde mir klar, daß bloß die Pizza brannte. Ich hätte nie geahnt, daß sie derart viel Rauch entwickeln kann.

Ich brauchte nicht allzulange, um die ganze Bescherung aus dem Weg zu schaffen, das Haus zu lüften und eine kalte Bratwurst zu essen. Ich schwor mir, nie und nimmer Stella von diesem Vorfall zu erzählen. Sie würde sicher meinen, ich hätte nicht mehr alle Tassen im Schrank. „Ich muß mich stärker auf das konzentrieren, was ich gerade tue", sagte ich mir. Zum ersten Mal in meinem Leben rührten sich tief in meinem Inneren Zweifel. Das war beunruhigend und entnervend, und eine Zeitlang verspürte ich die Unsicherheit eines Menschen, der zum ersten Mal in seinem Leben einen Hurrikan oder Tornado erlebt: das schreckliche Gefühl, das einen überkommt, wenn man feststellt, daß etwas, was fest und solide sein sollte, unversehens brüchig geworden ist und man sich darauf nicht mehr verlassen kann.

Einige Tage später kehrte ich nach Lousiana zurück.

Kapitel 2

Die Diagnose

Während der darauffolgenden Monate kam es zu immer mehr Vorfällen, die anzeigten, daß zeitweise mein Gedächtnis aussetzte, und Stella drang zunehmend in mich, darüber mit meinem Arzt und langjährigen Freund Dr. Jim Trahan zu sprechen. Ich schob das aber immer vor mir her und dachte mir, was immer das sein sollte, ich würde es schon bald in den Griff kriegen.

Schließlich bestand Stella endgültig darauf, daß ich zum Arzt ging. Es war eines Morgens, als sie in ihrem Büro arbeitete und mich bat, ihr eine Tasse Fertigkaffee aufzugießen. Ich ging in die Küche und schaute dort einige Minuten herum. Dann ging ich wieder zu ihr ins Büro und fragte sie: „Was ist Fertigkaffee?" Ihr verging schnell das Lachen, als sie merkte, daß meine Frage ernst gemeint war. Das war der Augenblick, wo sie unerbittlich sagte: „Ich vereinbare jetzt sofort mit Dr. Trahan einen Termin für dich. Mit dir stimmt etwas nicht, und das wird unerträglich. Deine Vergeßlichkeit hat ein Ausmaß angenommen, das ich nicht mehr aushalten kann."

Ich dachte bei mir: „Das *du* nicht mehr aushalten kannst? Was soll dann ich erst sagen?" Auch ich wußte, daß es bei mir zeitweise bedenklich aussetzte, und ich hatte keine Ahnung, weshalb.

Die Untersuchungen wurden für Mitte der darauffolgenden Woche anberaumt. Als erster stand auf der Liste der MRI-Test; dann kam das Belastungs-EKG; darauf die Ultraschall-Untersuchung der Halsschlagadern, eine gründliche Blutuntersuchung und schließlich einige Röntgenaufnahmen. Wenige Tage später erhielten wir einen Anruf von Dr. Trahan, daß alle Werte normal seien, aber er wolle noch einige weitere Tests durchführen und werde uns bald den Termin durchgeben.

Ich war durch die Nachricht von Dr. Trahan erleichtert. Ich *wußte* einfach, daß, was immer auch nicht stimmte, es jedenfalls nichts Ernsthaftes war und bald vorbeigehen würde. Vielleicht brauchte ich einfach einige Vitamine oder einen längeren Urlaub. „Siehst du, ich hab's dir ja gesagt, Stella. Bei mir stimmt alles. Mein Gott, ich bin doch erst 53 Jahre alt."

Eine Woche danach erhielt ich meinen Kontoauszug von „American Express" und las, daß ich um 540 Dollar überzogen hatte. In der Annahme, „American Express" habe sich vertan, zeigte ich ihn Stella. Sie rief gleich bei der Bank an und bat um einen genauen Nachweis. Tatsächlich hatte ich bei „American Express" einen Scheck über 600 Dollar eingereicht, um eine Rechnung von 60 Dollar zu bezahlen.

Im darauffolgenden Monat rief Dr. Trahan an und sagte zu Stella, ich solle zu einem Neurologen gehen. Ich hatte ihm einen Scheck über sechshundertsiebzig Dollar ausgestellt, um ihm eine Differenz von sechs Dollar siebzig Cent zu bezahlen, die die Krankenkasse nicht erstattet hatte. Er sagte: „Nicht nur sind Betrag und Datum auf dem Scheck falsch, sondern er sieht aus, als habe ihn ein Zehnjähriger geschrieben. Wenn Larry in dem Tempo weitermacht, dauert es keine zwei Jahre, bis er ein Pflegefall ist!"

Stella ließ sich für die folgende Woche beim Neurologen einen Termin für mich geben. Ich konnte diese Konsultation kaum erwarten. Ich *wußte* einfach, daß es nichts Ernsthaftes war, daß er mir folglich Tabletten oder sonst etwas verschreiben und ich binnen weniger Tage wieder in Ordnung sein würde.

Die Untersuchung verlief gut, oder jedenfalls hatte ich diesen Eindruck. Er überprüfte meine Reflexe, mein Sehvermögen und mein Gehör. Er ließ mich einen Artikel aus *Reader's Digest* vorlesen und dann den Inhalt wiedergeben. Ich meinte, das gut hinbekommen zu haben; allerdings verlor ich mehrmals den Faden der Handlung und konnte ihn nur mit Hilfestellung immer wieder finden.

Dann gab er mir den Termin für ein EEG und verschrieb mir ein leichtes Antidepressivum. Er sagte: „Die Symptome deuten auf chronische mimische Depression. Wenn das stimmt, müßte das Medikament den Gedächtnisverlust spürbar beheben." Das EEG zeigte normale Gehirnströme. Es stimmte hier also alles, obwohl ich nicht von 20 an rückwärts zählen konnte. „Lassen wir dem Antidepressivum etwas Zeit zum Wirken, und sehen wir in einem Monat, wie es mit Ihnen steht", sagte er. „Ich möchte gern, daß Sie in der Zwischenzeit einen Psychiater, einen Freund von mir, aufsuchen. Sie werden sich gut mit ihm verstehen."

Wir vereinbarten einen Termin mit Dr. Ted Friedberg. Nach einem kurzen Gespräch führte er einige Tests mit mir durch, die, gelinde gesagt, verwirrend waren. Einen vor allem fand ich schrecklich. Es handelte sich um ein Puzzle, bei dem man einzelne Punkte miteinander verbinden mußte, also eine ähnliche Aufgabe, wie ich sie als Kind oft gelöst hatte. Nach zwei oder drei Punkten kam ich durcheinander. Verzweifelt nahm ich meinen Bleistift, brach ihn mitten durch, warf ihn in den Papierkorb und sagte: „Das ist mir zu *dumm*."

Obwohl meine Reaktion Dr. Friedberg kindisch vorgekommen sein muß, machte er mit einem mündlichen Fragetest weiter.

„Wo ist White Sands?"
„In New Mexico."
„Wo ist Brasilien?"

„In Südamerika."
„Welches ist der höchstgelegene See der Welt?"
„Der Titicacasee."
„Und wie hieß die Hauptstadt des Inkareiches?"
„Cuzco."
„Nennen Sie mir einen der Präsidenten aus der Zeit des Bürgerkriegs."
„Da gab es nur einen, wenn Sie von den USA sprechen. Ich glaube, Jefferson Davis war der Präsident der Konföderierten Staaten. Mir fällt nicht ein, wer der Präsident der Vereinigten Staaten war – sein Name ist mir gerade entfallen –, aber das war der, den sie erschossen haben."
„Aber wie hieß er?"
„Mir kommt er nicht, aber er hat eine berühmte Rede in Gettysburg gehalten. Sie wissen: ‚Four score and seven years ago ...' Ich weiß nicht, warum er nicht einfach sagte '87 years ago ...'"
Er lächelte. „Aber wie hieß er?"
„Mh ... mh ... mh ... Lincoln."
„Genau. Und jetzt sagen Sie mir, wer waren die sechs letzten Präsidenten?"
„Mal sehen ... Vor Bush war dieser Filmschauspieler; der Erdnußfarmer; Johnson, und der, der erschossen worden ist."
„Erinnern Sie sich an Nixon?"
„O ja. Ich hatte ihn bloß gerade vergessen."
„An was erinnern Sie sich bei ihm am ehesten? Wissen Sie noch irgend etwas, wodurch er in die Schlagzeilen gekommen ist?"
„Mh ... mh ... er hat einen Kirschbaum gefällt?"
Er mußte sich Mühe geben, nicht zu lachen, aber ich merkte, daß er es sich kaum verkneifen konnte. Wenn ich unter Druck bin, etwas gut zu machen, fällt mir das Nachdenken schwerer. Doch mußte auch ich grinsen, als ich merkte, was ich gerade für einen Unsinn gesagt hatte.

Er machte weiter. „Haben Sie schon einmal etwas von den ‚Vier apokalyptischen Reitern' gehört?"
„Ja."
„Was wissen Sie davon?"
„Na ja, das ist ein weißes Pferd, ein schwarzes Pferd, ein rotes Pferd und ein fahles Pferd." Ich erzählte ihm die ganze Geschichte genauer.
„Also gut... was haben Sie heute morgen gefrühstückt?" Ich konnte mich nicht daran erinnern, aber ich verspürte das Bedürfnis, etwas zu sagen, irgend etwas. „Mh... Hühnerklein mit Klößen, glaube ich."
Er entschuldigte sich für einen Augenblick und verließ das Büro. Als er zurückkehrte, sagte er: „Ich habe noch einmal mit dem Neurologen gesprochen, und er meint, es wäre gut, wenn Sie noch einen anderen Test machen würden, das sogenannte ‚Spectra Scan'. Ich habe ihn auf nächsten Freitag angesetzt." Er ließ mich noch ein paar weitere Tests machen. Ich wurde müde und verwirrt. Schließlich hatte ich alle Tests durchlaufen, und ich wußte, daß ich jämmerlich versagt hatte.

Der Arzt sprach kurz mit Stella im Vorraum, während ich auf die Toilette ging. Stella erzählte mir, er habe ihr gesagt, ich hätte ihm alles genau über die „Vier apokalyptischen Reiter" erzählen, aber mich nicht mehr daran erinnern können, was ich gefrühstückt hatte.

Wir fuhren schweigend heim. Mir dämmerte ganz allmählich, daß es vielleicht doch ziemlich schlimm um mich stand. Das Wort „Alzheimer" war zu diesem Zeitpunkt noch nicht gefallen, aber ich wußte in groben Zügen etwas darüber aus dem, was ich im Fernsehen mitbekommen hatte. War das womöglich mein Fall? Nein, dachte ich. Nur alte Leute bekommen Alzheimer. Ich bin erst 52. Oder bin ich 53? Mal nachrechnen: Ich bin 1937 geboren, und jetzt haben wir... mh... mh..., welches Jahr haben wir denn? Ich wandte mich an Stella. „Welches Jahr haben wir?"

„1992, Larry. Warum?"

„Na ja, mal sehen ... Wenn wir jetzt 1992 haben und ich 1937 geboren bin, wie alt bin ich dann?" Ich versuchte die Zahl abzuziehen, aber ich brachte es nicht fertig.

„Du bist 54, Larry. An deinem Geburtstag wirst du 55."

„Wie lange ist es noch bis zu meinem Geburtstag?" Ich hatte keine Ahnung, welchen Monat wir hatten.

Langsam und schmerzlich wurde ich mir der schwarzen Löcher in meinem Geist bewußt. Ich merkte, daß meine mentalen Fähigkeiten schrumpften und ich mir schwere Mühe geben mußte, meine Angst vor diesem Verlust zu überwinden. Alles, was mir im Leben wichtig ist, entgleitet mir allmählich. Ich tue mich immer schwerer damit, mich noch an die Gesichter von Freunden, an Orte und Namen zu erinnern. Ich muß dauernd gegen mein schwindendes Zeitgefühl ankämpfen und weiß nie, wieviel Uhr es gerade ist.

Ich versuche, mich der Realität zu stellen. Werde ich bald vergessen, wer ich bin? Gibt es für all das einen Grund? Warum lebe ich überhaupt, wenn es überhaupt keinen Lebenszweck gibt? Werde ich bald ein völlig leeres Dasein führen? Nein, so darf ich nicht denken. Ein Leben ist nie umsonst. Selbst in diesem hilflosen Zustand hat es einen Grund. Ich weiß, daß es selbst in den hoffnungslosesten Situationen noch die Möglichkeit zum Weiterwachsen gibt. Ich darf das nie aus den Augen verlieren.

Zum ersten Mal seit Jahren hatte ich Tränen in den Augen. Stella berührte meinen Arm. „Alles wird wieder gut, Larry. Wir halten fest zusammen und schaffen es." Das Berührtwerden ist so wichtig. Stella ist darin eine Meisterin geworden – sie versteht die Kunst, mich zu berühren und zu führen. Wird der Tag kommen, wo nur noch dieses eine übrigbleibt: daß sie mich anfassen kann?

Am nächsten Morgen beschloß ich, wieder in die Hütte zurückzufahren. Wenn ich allein an diesem wunderschönen Ort bin, kann ich klarer denken. Stella hatte meine Route auf der Karte markiert, und ich fuhr ohne weitere Schwierigkeiten hin.

Ich fuhr mit einem Ford-Ranger-Pickup, einem sehr praktischen kleinen Laster für Besorgungen in der Stadt, aber auf einer langen Fahrt war er sehr unbequem. Ich vermerkte in meinem Kopf, daß ich ihn loswerden wollte, wenn ich wieder heimkäme, um mir ein bequemeres Auto zu kaufen. Ich werde langsam alt, dachte ich.

Während der zwei Wochen, die ich in der Hütte blieb, verbrachte ich viel Zeit damit, durch die Wälder und Berge zu streifen. Ungefähr 200 Meter von der Hütte ist ein Wasserfall; er stürzt aus ungefähr vier Meter Höhe in ein etwa sieben Meter breites Becken. Das Wasser ist viel zu kalt, um darin zu schwimmen, aber es ist ungemein beruhigend, einfach dort zu sitzen, nachzudenken und dem Rauschen des Wassers zuzuhören. Der Friede, den ich dort finden konnte, gleicht dem Frieden, den eine Kirche ausstrahlt. Ich hätte endlos dort bleiben können.

Stella rief mich an, um mir zu sagen, es sei an der Zeit, heimzukommen, um den Termin beim Arzt wahrzunehmen. Am nächsten Tag fuhr ich heim, ohne mich zu verfahren. Wie schon früher, verlangte der Kleinlaster seinen Tribut von meinem Rücken und meinen Beinen, und beim Aussteigen war ich fast zu steif zum Gehen. Tags darauf verkaufte ich meinen Pickup an einen Freund, der schon länger sein Interesse daran angemeldet hatte, und erstand mir einen Cadillac. Ich dachte mir, je größer, desto bequemer. Tatsächlich war das ein wunderbares, sehr bequemes Auto; außerdem hatte es eine Menge Extras, Knöpfe, Schalter usw. Ich habe nie alle wirklich beherrschen gelernt.

Als Stella diesen Caddy sah, ging sie an die Decke. „Larry Rose", sagte sie, „du hast doch schon einen Cadillac Cabrio, den du seit über einem Jahr nicht mehr gefahren hast. Warum in aller Welt hast du jetzt noch einen kaufen müssen?"

Tatsächlich hatte ich den Cabrio ganz vergessen. „Ich wollte einfach den Nachbarn zeigen, daß es uns gut geht." Was hätte ich sonst sagen sollen? „Was du *brauchst*, ist ein Pickup, und nicht noch ein Pkw. Ich glaube, du kannst in Zukunft deine finanziellen Dinge nicht mehr allein regeln."

Ich mußte einen oder zwei Tage über das nachdenken, was sie da gesagt hatte, und schließlich mußte ich ihr recht geben. Ich schoß mit meinem Geld einen Bock um den andern. So holte ich mir einen Termin bei unserer Rechtsanwältin und ließ sie eine Vollmacht ausstellen, mit der ich Stella das Recht übertrug, sich um meine wirtschaftlichen Belange zu kümmern. So war ich eine Sorge los.

Nachdem wir beim Notar das Dokument unterschrieben hatten, sagte Stella zu mir: „Alles, was du brauchst, mußt du mir bloß sagen, und du kriegst es. Aber bitte bleib vernünftig."

Überflüssig zu sagen, daß ich den Caddy nicht lange behielt. Ich klebte ein Schild „Zu verkaufen" darauf und parkte ihn an der Reparaturwerkstatt eines Bekannten. Nach wenigen Tagen war er verkauft.

Ich befolgte Stellas Rat und machte mich auf, mir einen großen Pickup-Laster zu kaufen. Schon bald fand ich genau, was ich brauchte. Es war wieder ein Ford, ein XLT Lariat King Cab, mit fast genausovielen Knöpfen und Hupen, wie sie der Cadillac gehabt hatte. Ich ging heim und sagte zu Stella, daß ich einen Scheck brauchte, um den Pickup zu bezahlen, und ich war wieder auf eine Schelte gefaßt. Zu meiner Überraschung stellte sie unverzüglich den Scheck aus, überreichte ihn mir und sagte: „Ich glaube, das war ein sehr günstiger Kauf, Larry. Das ist genau, was du brauchst. Ich weiß gar nicht, warum du nicht gleich diesen Laster gekauft hast."

Jetzt war ich mit meinem neuen Pickup ein glücklicher Camper, und es war wunderbar, daß sich Stella um meine Finanzen kümmerte. Sie ließ alle meine Rechnungen per Bankeinzug begleichen, und so hatten wir keinerlei Sorgen mehr, irgend etwas nicht rechtzeitig zu bezahlen. Jetzt mußte ich nur noch darauf achten, mich nicht mehr zu verirren.

Doch sollten diese guten Tage nicht lange währen. Stella hatte mich gebeten, ihr etwas dünnen Kupferdraht für eine Fensterglas-Arbeit zu kaufen, an der sie gerade war. Mann, wie sich *diese* Bitte in meinem Kopf festsetzte! Von da an kaufte ich jedesmal, wenn ich in die Stadt kam, eine Rolle Kupferdraht. Ich muß schon mindestens zehn Rollen Kupferdraht in ihrer Werkstatt deponiert gehabt haben, als sie schließlich merkte, was ich tat. Obwohl sie mir sagte, sie habe jetzt derart viel Kupferdraht, daß sie in absehbarer Zeit keinen mehr brauche, hielt mich das nicht vom weiteren Einkaufen von Kupferdraht ab. Sooft mir ihr damaliger Auftrag einfiel, kaufte ich wieder eine Rolle. Schließlich nahm sie alle überzähligen Rollen ins Hausratgeschäft mit und erhielt mein Geld zurück. Dann sagte sie den Verkäufern, sie sollten mir auf keinen Fall mehr Kupferdraht verkaufen. Ich ging trotzdem immer wieder hin, und sie mußten mich jedesmal aufs neue davon überzeugen, daß ich keinen mehr brauchte.

Inzwischen hatten einige Psychologiestudenten und -professoren der Louisiana State University von meinem Zustand erfahren und fragten an, ob sie mit mir einige Gehirn- und Bewußtseinstests durchführen dürften. Sie wollten einen Beitrag für eine medizinische Fachzeitschrift schreiben und brauchten dazu mich. Sie boten an, für die Tests in die Praxis meines Psychiaters zu kommen.

Die Tests dauerten zwei Tage. Ich weiß, daß ich einige der Aufgaben, die sie mir stellten, sehr gut hinbrachte; aber bei anderen wäre ein Fünfjähriger bestimmt besser gewesen als ich. Ich brachte es absolut nicht fertig, aus farbigen Klötzen ein einfaches Muster aufzubauen, und das Anfertigen einiger der gewünschten Zeichnungen war für mich, als müßte ich blind versuchen, einen perfekten Kreis zu malen. Da waren noch viele andere Tests, zum Beispiel auch ein mathematischer, bei dem ich in Siebenerschritten rückwärts zählen sollte. Aber der absolute Idiot war ich beim Punkte-Verbinden. Ich starrte bloß lange auf das Blatt Papier und konnte mir überhaupt nichts darunter vorstellen. Ich weiß, daß mein fünfjähriger Enkel das hingebracht hätte; ich schaffte es nicht.

Ich war froh, als die Tests überstanden waren. Nervlich war ich am Ende, aber ich wußte immer noch nicht, was mit mir los war. Das Wort „Alzheimer" wurde nie erwähnt, aber trotzdem spürte ich ganz tief in mir, daß sie dabei waren, alles andere auszuschließen.

Die darauffolgenden Tage waren fast unerträglich schwierig. Mir gingen einfach die Tests nicht aus dem Kopf; ich wußte, daß ich schmählich versagt hatte. Vielleicht konnte ich sie noch einmal machen; wenn ich ausgeruhter wäre, würde ich vielleicht besser abschneiden.

Schließlich kam mein letzter Termin bei Dr. Friedberg. Obwohl Stella und ich gemeinsam hingingen, redete er mehr mit Stella als mit mir. Da war vom „Vorderlappen" und von diesem und jenem „Lappen" die Rede. Das Wort „Vorderlappen" erinnerte mich an ein Zitat, das ich vor längerer Zeit einmal gehört hatte: *„I'd rather have a bottle in front of me than a frontal lobotomy"**. Beim Gedanken daran mußte ich schmunzeln.

Ich war im Geist weit fort ins Nirgendwoland gestreift, als mir Stella die Hand auf die Schulter legte. „Larry, der

---

* Ein unübersetzbares amerikanisches Wort-Klang-Spiel, Inhalt ungefähr: „Lieber eine Flasche vor mir als einen Vorderlappen herausoperiert" (D. Ü.).

Doktor spricht mit dir." Ich hatte nicht gehört, was er gesagt hatte. So fragte ich ihn: „Ist mein ganzes Hirn kaputt, oder funktioniert ein Stück noch?"

„Ein Großteil Ihres Gehirns ist immer noch einwandfrei und funktioniert ausgezeichnet", sagte er.

„Bleiben diese Gedächtnisausfälle, oder macht sich das wieder?"

„Ich fürchte, mit denen müssen Sie leben", sagte er mit großem Ernst. „Sie werden nicht mehr arbeiten können. Wie stehen Sie finanziell?"

„Nun, nicht schlecht", sagte ich. „Ich habe genug Geld für den Rest meines Lebens, es sei denn natürlich, ich möchte mir etwas kaufen."

Er wandte sich an Stella. „Ich schlage vor, Sie wenden sich ans Sozialamt."

„Mit denen habe ich schon Kontakt aufgenommen", sagte Stella.

„Gut. Wenn es irgendwelche Probleme gibt, können Sie ihnen sagen, daß sie bei mir anrufen können."

Während Stella uns heimfuhr, sah ich mir die Papiere an, die der Arzt ihr gegeben hatte. Meine Augen streiften unten auf die letzte Seite. Da stand: „Demenz vom Typ Alzheimer."

Das muß ein Fehler sein, dachte ich. Das kann nicht wahr sein. Dafür bin ich viel zu jung. Ich kenne ja überhaupt niemanden, der die Alzheimerkrankheit hat. Ist das nicht unheilbar? Das kann nicht wahr sein. Es kann doch auch etwas anderes sein. Etwas, das ich kenne. Etwas, was sich behandeln läßt.

Ich wandte mich an Stella. „Glaubst du wirklich, daß ich das habe?"

„Ich weiß es nicht, Larry. Ich kenne mich da nicht besonders aus. Aber versuch, dir keine Sorgen zu machen. Wir werden schon eine Lösung finden ... wie wir das behandeln können, was du essen mußt, welche Vitamine du brauchst. Ich informiere mich gleich gründlich darüber. Wenn es irgendeine Lösung gibt, finden wir die. Mach dir keine Sorgen."

Richtig. *Mach dir keine Sorgen.* Das ist, wie wenn man einem Gefangenen auf dem Weg in die Gaskammer einen schönen Tag wünscht. Meine Welt um mich herum zerbröselte in Stücke. Ich spürte keinen Boden mehr unter den Füßen. Ich war endgültig an meine Grenzen gekommen. Ich war im Begriff, verrückt zu werden. Ein Irrer. Das war ich schon.

Kapitel 3

Die Verwirrung setzt ein

Die Wochen vergingen langsam. Ich hatte angefangen, immer ein Notizbuch bei mir zu tragen, um mir wichtige Dinge aufzuschreiben. Ich las es jeden Tag mindestens zehnmal durch, und bislang zeigten meine Notizen, daß ich noch nichts Dummes gemacht hatte.

Ein Tages fand ich in meiner Tasche einen Zettel, auf dem stand: „Nicht vergessen: Dr. Trahan den Ladenschlüssel zurückgeben." Was um alles in der Welt ging mich sein Ladenschlüssel an? Zudem: Wo *war* der Schlüssel? „Am besten", sagte ich mir, „ich rede gar nicht davon. Vielleicht fragt er mich gar nicht danach." Bis jetzt hat das geklappt.

Ich fange an, Schwierigkeiten damit zu haben, beim Gespräch die richtigen Wörter zu finden. Erst heute habe ich Stella gefragt: „Wo ist der Beutel mit den mushrooms (= Pilzen)?"

„Was für ein Beutel mit Pilzen, Larry? Wir haben überhaupt keine Pilze, und außerdem kaufe ich die nie im Beutel."

„Doch, Stel, wir haben welche. Ich habe sie doch gestern abend noch gesehen, diese kleinen, weißen, schwammigen Dinger im Beutel."

„Ach, du meinst die marshmallows (= Art süßer Gummidrops). Die sind oben im Schrank in der Ecke."

Arme Stella. Sie muß immer furchtbar aufpassen, wenn sie mit mir redet. Zum Glück behält sie alles im Griff, wenn sie unter Druck ist. Sie hat es schnell gelernt, immer gleich zu wissen, was ich meine, wenn ich Fragen stelle wie: „Wo ist mein brauner Dings (= Kamm)?" oder „Wo ist das grüne Zeug (= Mundwasser)?" Stella weiß es immer.

Eines Abends bat mich Stella, hinzusitzen. „Wir müssen miteinander reden." Mir war es ein Greuel, wenn sie das sagte, denn das hieß gewöhnlich, daß es mit mir wieder irgendein Problem gab. „Was wünschst du dir zu Weihnachten?" fragte sie mich.

„Einen Grabstein", gab ich unverzüglich zur Antwort.

„Was? Was für dummes Zeug sagst du denn da? Einen Grabstein brauchst du noch lange nicht."

„Doch, ich brauche bald einen. Es gibt nur noch eine Möglichkeit, diesem Defekt in meinem Kopf beizukommen, und die ist, daß ich sterbe. Ich möchte nicht mit offenem, sabberndem Mund in einem Pflegeheim liegen, wie ich schon im Fernsehen Alzheimerpatienten gesehen habe. Ich muß nur noch eine elegante Möglichkeit zum Absprung finden, zum Beispiel mit dem Skatebord die Fassade der First National Bank hinuntersausen."

„Bei deinem Glück würdest du wahrscheinlich auf dem Gehsteig die Kurve kriegen und mit 200 Stundenkilometern die Jefferson Street hinunterrasen", sagte sie lachend. „Nein, Larry. Ich habe meinen Mann wegen eines betrunkenen Fahrers begraben müssen. Du hast deine Frau aus dem gleichen Grund verloren. Du weißt, wieviel Leid das bringt. Ich könnte das nicht noch einmal aushalten."

„O nein, Stella, diesmal ist das etwas anderes. Ich habe mehr als fünfzig Jahre gelebt. Mir hat das Leben viel geschenkt, und ich bin über jede Minute froh, die ich es habe leben dürfen. Wir zwei sind schon durch den Dschungel gestreift; wir haben gesehen, wie sich die Affen von Baum zu Baum gehangelt haben; wir sind auf die Pyramiden geklettert und haben hundert andere Dinge unternommen, von denen die meisten Menschen nicht einmal zu träumen wagen. Einmal haben wir einen Adler fliegen sehen. Weißt du noch?"

„Ja, ich erinnere mich daran. Aber ich würde um dich trauern", sagte sie mit einem Seufzer.

„Das brauchst du nicht. Wenn man um einen Freund trauert, betrauert man im Grund sich selbst. Das verstehe ich. *Ich* bin der auf dem Schiff, der zu einem neuen Ufer aufbricht ... Gott allein weiß, wohin; und du bleibst am Ufer zurück, allein. Das verstehe ich alles, Stella; aber wenn du um jemanden trauern willst, dann trauere um die Teenager, die in diesem verrückten Krieg in Vietnam haben sterben müssen, oder um die Kinder, die an die Drogen verloren sind, oder um die Obdachlosen in den Städten. Du kennst doch den alten Spruch: ‚Ich war traurig, daß ich keine Schuhe hatte, bis ich jemanden traf, der keine Füße hatte.' Würde ich diese Nacht sterben, dann würde mir doch viel Schlimmes erspart bleiben, Stella. Ich habe mein ganzes Leben Glück gehabt, und mein Leben war bis jetzt voller großartiger Erlebnisse. Ich habe meinem kleinen Jungen beigebracht, wie man einen Köder auf den Haken spießt, und ich habe ein kleines Mädchen gehabt, das mir auf den Schoß gekrabbelt ist und zu mir gesagt hat: ‚Daddy, ich hab' dich lieb.' Hätte ich noch mehr vom Leben erwarten können?"

„Trotzdem, Larry, du würdest mir so fehlen. Ich liebe dich doch!"

„Das weiß ich doch, Liebe. Ich liebe dich doch auch. Mir war noch gar nicht richtig bewußt, wie das auch dich schlaucht. Ich fürchte, ich habe bloß an mich selbst gedacht. Aber immerhin, ich habe im Leben *Glück* gehabt. Es gibt so viele, die haben nie Glück gehabt."

Wir hielten uns lange umarmt. Ich hätte gewünscht, es hätte eine Möglichkeit gegeben, ihr den Schmerz zu ersparen. „Eines mußt du mir versprechen, Stella."

„Natürlich, Larry. Was?"

„Laß auf meinen Grabstein schreiben: ‚Ich möchte lieber hier sein als in Houma, Louisiana!'"

„Ich glaube, das ist dir ernst", sagte sie lachend.

Am nächsten Morgen ging ich zu Wal-Mart, um das eine oder andere einzukaufen ... ich habe vergessen, was es war. Jedenfalls war es kein Kupferdraht! Ich hatte Stellas Lincoln genommen, weil er genau vor meinem Pickup geparkt stand. Nach 15 oder 20 Minuten kam ich aus dem Laden, aber ich konnte meinen Pickup nicht finden. Ich muß über eine Stunde nach ihm gesucht haben und dabei mindestens zehnmal an dem Lincoln vorbeigelaufen sein. Ich war außer mir, konnte mich aber nicht überwinden, Stella anzurufen und ihr zu sagen, daß mein Pickup gestohlen worden sei. Schließlich ging ich zum Laden zurück, in der Hoffnung, dort ein Telefon zu finden, als mir ein alter Freund und Kaffeetisch-Kumpel über den Weg lief.

„Hallo, Larry, wie geht's? Aha, heute hat dich Stella mit ihrem Lincoln fahren lassen!"

Ich blickte auf die Schlüssel in meiner Hand. Darauf stand ganz groß „Lincoln". „Ja, ja. Ich fahre besser gleich zur Tankstelle. Sie läßt mich nur fahren, wenn der Tank schon fast leer ist." Mein Kopf hatte schnell reagiert. Er *hatte reagiert.* Und ich war sehr erleichtert. Jetzt mußte ich Stella überhaupt nichts sagen.

Kapitel 4

Echte Freunde

Das Wissen oder das Bemühen darum war für mich nie ein unerreichbares Ziel. Alles, was ich jemals wissen wollte, konnte ich leicht in Erfahrung bringen, entweder indem ich einen Fachmann fragte oder indem ich in die Bücherei ging und mich in die entsprechende Literatur über das Thema vertiefte.

Diese seltsame Krankheit, die ich nach Aussage der Ärzte haben sollte, war allerdings etwas mir bislang Unbekanntes. Was ich verzweifelt wissen wollte, war, wie lang ich noch zu leben hatte. Oder genauer, wie lange ich noch mit einigermaßen Verstand mitbekommen würde, was um mich herum vorging. Wie lange würde es dauern, bis ich nur noch dahinvegetierte? Das mußte ich herausfinden, solange ich noch Zeit dazu hatte.

Ich stellte mir vor, am ehesten würde ich darüber von den Ärzten eine präzise Auskunft bekommen. Aber keiner von ihnen gab mir je eine klare Antwort. „Wie lange habe ich noch zu leben, Doktor?"

„Das weiß niemand", war die übliche Antwort. „Im allgemeinen ist es so: Je eher die Krankheit anfängt, desto früher stirbt man."

„Und woher haben Sie diese Information?" fragte ich.
„Aus der Statistik", sagten sie zu mir und wechselten dann das Thema.

„Abgesehen davon, Larry, wie fühlst du dich als Frührentner?"

Im Stillen mußte ich denken: „Abgesehen davon, Mrs. Lincoln, wie fanden Sie das Stück?"*

Da ich mir das bißchen Intelligenz, das mir noch geblieben war, nicht weiter beleidigen lassen wollte, ging ich in die Ortsbücherei. Ich fand bald alle möglichen Bücher, die über die Alzheimerkrankheit schon geschrieben worden sind, und ich habe sie alle mehrmals gelesen.

Das beste von ihnen war *The 36-hour Day*. Es bot sehr viele wertvolle Informationen, aber war weitgehend für Betreuer geschrieben. Deshalb konnte ich ihm kaum nützliche Ratschläge für mich selbst entnehmen. Ich bin anders als die meisten der darin beschriebenen Alzheimerpatienten. Ich kann immer noch denken, reden, gehen, schreiben und fast alles tun, was ich will. Natürlich gibt es Zeiten, in denen mir bestimmte Wörter einfach nicht einfallen; und gestern stieß ich wieder auf etwas. Stella sagte mir, daß ich immer so wirke, als suchte ich ständig irgend etwas. Wenn sie mich fragt, was ich suche, gebe ich die Antwort: „Ach, nichts." Sie weiß, daß ich nicht die Wahrheit sage; in Wirklichkeit ist es so, daß ich es selbst nicht weiß.

Ein anderes hilfreiches Buch war *The Diminished Mind*. Es handelt von einem Lehrer in New England, der bereits in seinen frühen Vierzigerjahren die Diagnose „Alzheimer" bekam. Beim Lesen wurde ich wiederholt zu Tränen gerührt. Ich empfand ungemeines Mitleid mit ihm und besonders auch mit seiner Frau, die ihn betreut. Aber trotzdem konnte ich mich auch in ihm nicht richtig wiederfinden. Er lebte nach Ausbruch der Krankheit noch 15 oder 16 Jahre. Würde ich auch noch so lange leben? Ich möchte das nicht, wenn mein Leben von einem bestimmten Punkt an gar keine Lebensqualität mehr hat.

Ich verbrachte mehrere Wochen in der Bücherei. Als ich

---

* Anspielung auf die Ermordung des Präsidenten Lincoln während einer Theateraufführung (D. Ü.).

alles gelesen hatte, was ich nur finden konnte, war ich immer noch nicht befriedigt. Ich wollte noch mehr erfahren.

Mein Vater machte einmal die Bemerkung, wenn ich etwas wissen wolle, müsse das immer fünfhundertprozentig sein. Nach all diesen Studien kannte ich das Thema von innen und außen, von vorne und von hinten, wußte um seine Möglichkeiten und Tücken. Ich denke, mein Vater hatte recht. Ich war immer erst zufrieden, wenn ich alles wußte, was man irgend in Erfahrung bringen konnte. Genauso ging es mir mit der Alzheimerkrankheit. Das Wissen über sie ist noch unvollkommen, aber wenn man über eine Sache etwas Genaueres weiß, hat man weniger Angst davor.

Ich beschloß, mich an Stellas Rat zu halten und alles zu versuchen, womit ich den Endzustand möglichst weit hinausschieben konnte – Vitamine, Diät, alles! Ich faßte sogar die Möglichkeit ins Auge, nach New Orleans zu gehen, dort eine Voodoo-Frau ausfindig zu machen und mir von ihr ein Mojo anfertigen zu lassen, das ich dann um den Hals tragen könnte. In meiner Verzweiflung wollte ich nichts unversucht lassen, was mir helfen könnte.

Ich hatte noch nicht allen von meinen Problemen erzählt, außer meinen Schwestern Elsie und Lois, die noch in Kansas in der Nähe meines Geburtsortes lebten. Mit meinem Bruder Cecil, der vor mehreren Jahren einen Schlaganfall erlitten hatte, war eine telefonische Aussprache zu schwierig. Ich überließ es meinen Schwestern, ihn auf dem Laufenden zu halten. Mein Sohn und meine Tochter hatten von Anfang an alles mitbekommen, aber sie nahmen die Haltung ein, es einfach zu ignorieren und nicht darüber zu reden; das würde schon vorbeigehen, wie eine Erkältung.

Aus Angst, wie sie reagieren könnten, versuchte ich meine Krankheit vor meinen Kaffeetisch-Kumpeln zu verstecken. Dr. Trahan wußte natürlich davon, aber selbst mit vorgehaltener Pistole hätte man ihn nicht zwingen können, irgend etwas über seine Patienten zu sagen. Ich weiß nicht, wie meine Kaffeefreunde schließlich dahintergekommen sind, aber ich denke, es ist eben, wie es in einem Sprichwort heißt: „Drei Leute können ein Geheimnis für sich behalten, wenn zwei von ihnen tot sind."

Eines Morgens kam ich zu ihrer vollen Runde am Stammtisch in der Ecke des Cafés dazu. Es war immer der gleiche Haufen – Tyrone, Jim, Harvey, Bill, Danny, Curtis und Aaron. Dr. Trahan kam gewöhnlich nur an den Wochenenden. Bei seinem vollen Tagesprogramm hatte er einfach nicht die Zeit, öfter auf einen Kaffee hereinzukommen. Ich setzte mich dazu und begrüßte jeden, bis ich schließlich merkte, daß Jim mit mir redete. „Larry, Larry, LARRY!!! Mann, wo bist du? Jetzt reden wir schon fünf Minuten auf dich ein. Du hast einen ganz glasigen Blick und starrst bloß vor dich hin. Bist du weggetreten? Fühlst du dich nicht wohl?" Schließlich sagte einer: „Das ist doch diese Alzheimergeschichte, oder?"

„Ich glaube ja", sagte ich und wunderte mich, wie sie daraufgekommen waren. „Ich würde es lieber *das Wunderland* nennen." Aber ich konnte keinem etwas vormachen – sie wußten alle, daß ich durch die Hölle ging.

Es war erstaunlich, wie sie es aufnahmen. Sie blieben alle ruhig und gefaßt. „Versuch dir keine Sorgen zu machen, Larry. Wenn du irgendeine Hilfe brauchst, sag es einfach einem von uns."

Später sagte mir Danny, ein Polizeioffizier im Ruhestand, sein Vater, der frühere Distriktsanwalt, sei erst vor kurzem an der Alzheimerkrankheit gestorben. Er selbst habe seiner Mutter geholfen, den Vater während seiner letzten Jahre zu betreuen. Danny wußte um die Symptome, und er sagte, seiner Erfahrung nach sei ich noch im Frühstadium. „Warum möchtest du so etwas verheimlichen? Du bist immer noch der gleiche alte Larry. Denke immer daran, daß wir hier sind und dir helfen, wann immer du Hilfe brauchst. Was es auch sein mag, laß es einfach einen von uns wissen."

Wieder hatte ich Tränen in den Augen. In letzter Zeit wurde ich öfter zu Tränen gerührt. War ich im Begriff, ein Softie zu werden? Früher hatte ich immer zu hören bekommen: „Große Jungen weinen nicht." Ich fragte mich, warum die Leute das sagten.

Wir alle hatten einen Freund, den man als einen ganz besonderen Menschen bezeichnen konnte – Al Martin. Man konnte gar nicht gut genug von ihm reden. Ich bin auch nie jemandem begegnet, der ihn nicht gemocht hätte. Oft hatte ich mir gewünscht, so wie er sein zu können. Al schlug sich mit seinem Lungenkrebs herum; der war bei ihm vor ungefähr zwei Jahren aufgetreten. Er kam nur noch selten zu uns ins Café, weil er einen Großteil seiner Zeit im Krankenhaus verbrachte.

Immer wenn ich Al über den Weg lief, schien er entzückt zu sein, als wären wir alte Kriegskameraden, die sich nach zwanzig Jahren zum ersten Mal wiedersahen. Das spielte er nicht nur vor; er freute sich wirklich immer, mich zu sehen. Al war ein Mensch, mit dem man über alles reden konnte und solange man nur wollte. Er nahm sich immer Zeit zum Zuhören. Ich vermute, das war das Besondere an ihm.

Wir pflegten lange Stunden über unsere Krankheiten zu sprechen und darüber, wie es schließlich mit uns enden würde. Er hatte sein Lebtag nicht geraucht und immer versucht, gesund zu essen, aber trotzdem hatte er schließlich Lungenkrebs bekommen. Für Al war das ein Rätsel – und für mich auch. Erst unlängst hatte er nach vierzigjähriger Ehe seine Frau Mary verloren. Sie hatten drei adoptierte Kinder großgezogen, die jetzt alle erwachsen und verheiratet waren und schon wieder eigene Kinder hatten.

Eines Tages, nachdem alle anderen schon gegangen waren, sagte mir Al, er höre jetzt mit der Chemotherapie auf. Seiner Auffassung nach mache sie ihn mehr krank, als daß sie ihm helfe. Er konnte nur noch mit Schmerztabletten leben, und ich spürte, wie er litt.

„Manchmal denke ich, es wäre das beste, mit meinem Cadillac in die Garage zu fahren und den Motor laufen zu lassen, die Garagentür zu schließen, das Wagenfenster herunterzulassen, eine schöne Kassette in den Recorder zu legen und einfach abzuwarten, bis ich einschlafe und nie mehr aufwache", sagte er.

„Al, ich weiß, wie du dich fühlst. Glaube mir, ich kann mich gut in deine Lage versetzen. Ich habe lange genug genauso gedacht. Ich hatte schon öfter den Gedanken, es wäre das beste, ich würde eine Kreuzfahrt nach Spanien oder Frankreich buchen und dann mitten im Meer über Bord springen. Aber bitte, Al, tu es nicht jetzt, jedenfalls nicht, ohne vorher noch einmal mit mir darüber gesprochen zu haben", sagte ich im Bewußtsein, daß es Al damit ernst war.

„Wenn deine Zeit wirklich gekommen ist, Al, tust du mir dann einen Gefallen?"

„Natürlich", sagte Al mit einem Lächeln. „Welchen denn?"

„Wenn du dorthin kommst, wo du hingehst, und wenn du deine Mary begrüßt hast, könntest du dich dann nach Nancy (meiner verstorbenen Frau) umschauen und ihr sagen, daß ich sie liebe und sie mir sehr fehlt?" – „Das weiß sie doch sowieso", sagte Al darauf und lächelte.

„Bloß sicherheitshalber. Am Tag, als sie starb, war keine Zeit mehr dafür."

„Also, gut, wird gemacht", entgegnete Al.

Das war das letzte Mal, daß ich meinen Freund Al sah. Er starb ungefähr einen Monat danach zu Hause, und alle seine Kinder waren dabei. Wenn es schon sein mußte, dann war ich froh, daß es so gegangen war. Ich bin sicher,

Al hat meinen Wunsch schon erfüllt, und das macht es mir leichter.

Wie sehr viel besser wäre diese Welt, wenn jeder Mensch einen Freund wie Al hätte. Und ich hoffe, mein Gedächtnis wird nie so schlecht, daß ich ihn jemals vergesse. Die Erinnerungen an Al und unsere gemeinsame Zeit wird immer ein ganz besonders schöner Teil meines Lebens bleiben. Er war ein besonderer Mensch. Gott möge ihn segnen.

Eines Morgens ging ich schon früh ins Café, kurz nachdem es geöffnet hatte. Als mir die Bedienung den Kaffee brachte, schaute sie mich an und sagte: „Larry, geht es dir gut?" – „Sicher", sagte ich. „Ich brauche bloß meinen Kaffee zum Aufwachen."

Wenn dir die ersten drei oder vier Leute, denen du über den Weg läufst, diese gleiche Frage stellen, fragst du dich, was eigentlich los ist. Sehe ich anders aus? Verhalte ich mich ungewöhnlich? Von Zeit zu Zeit habe ich Schwierigkeiten mit dem Gehen, und wenn ich das Café betrete, stütze ich mich auf meinem Weg bis zu unserer Sitzecke auf Stühle oder Tischkanten, bis ich mich setzen kann. Ich denke, man braucht kein Raketenwissenschaftler zu sein, um dahinterzukommen, daß ich mich beim Fortbewegen schwertue.

Seit sich die Kunde von meiner Krankheit in unserer Gemeinde herumgesprochen hat, gibt es wohlmeinende Bekannte, die mich fragen: „Was für Symptome treten denn da auf?" Ich versuche dann immer, ihnen das zu erklären.

„Manchmal sind mir die Namen von Leuten oder Orten ganz entfallen. Oder ich finde einzelne Wörter nicht, die ich im Gespräch brauche, oder ich verliere immer meine Schlüssel oder vergesse, wo ich meinen Pickup geparkt habe. Ich weiß nicht, nach welcher Seite ich abbiegen soll, wenn ich aus dem Parkplatz herausfahre. Ich muß der Kassiererin vertrauen, daß sie mir richtig herausgibt und mich nicht hereinlegt. Lauter solche Sachen."

„Ach, mach dir deswegen keine Sorgen", sagen sie dann immer. „Das passiert mir auch dauernd."
Natürlich tut es das.
Neulich habe ich eine ganz unglaubliche Geschichte erfunden, bloß um zu sehen, wie eine Bekannte darauf reagieren würde. „Letzte Woche wollte ich ins Einkaufszentrum fahren. Ich kam auf die falsche Straße und fuhr vier Tage und Nächte lang, und schließlich war ich in Hartford, Connecticut." Irgendwie wußte ich schon, was für eine Antwort kommen würde. „Genau das gleiche ist mir neulich auch passiert. Das ist bloß ein kurzer Gedächtnisausfall. Ich würde mir keine allzu großen Sorgen deswegen machen."

Wahrscheinlich werde ich nie dahinterkommen, ob diese Leute nicht richtig zuhören, oder ob sie mich einfach mit der Vorstellung trösten wollen, daß jeder gelegentlich etwas Verrücktes tut.

Wenn das alles wäre, was die Alzheimerkrankheit mit sich bringt – hie und da einen kleinen Gedächtnisausfall –, dann wäre ich ein zufriedener Zeitgenosse. Tatsache ist jedoch, daß Alzheimer das Gehirn angreift, und das Gehirn steuert nicht nur das Gedächtnis, sondern auch das Denken, Gehen, Sehen und Schlucken und viele andere Fertigkeiten.

Ein Bursche in meiner Nachbarschaft fragte mich, ob ich in letzter Zeit im Übermaß irgendeinem Stoff ausgesetzt gewesen sei, der für meine Demenz verantwortlich sein könnte. „Ich habe gehört, daß Alzheimerpatienten manchmal im Übermaß Aluminium im Gehirn angereichert haben. Hast du immer mit Aluminiumtöpfen gekocht?" – „Ich habe gelesen", so erwiderte ich mit Kompetenz, „daß die Aluminiumanreicherung im Gehirn eine Folge, nicht die Ursache dieser Krankheit ist."

„Du meinst, das Gehirn zieht dann wie ein Magnet Aluminium an?" – „Wie ein Magnet? Nein. Ich würde eher sagen, wie Mercurium Gold anzieht."

Wie er mich dann anschaute, zeigte mir, daß er nicht mehr mitkam. Er wußte nicht mehr, wovon ich redete. Ich kann mich nicht mehr verständlich machen.

Die Menschen müssen über Alzheimer mehr Bescheid wissen. Die meisten wissen viel zu wenig darüber; es wird einfach zuwenig darüber unterrichtet. Gäbe es doch einen Weg, ohne arrogant zu klingen, zu ihnen zu sagen: „Behandelt mich nicht wie ein Kind. Ich bin kein Idiot, obwohl ich jetzt immer wieder einen Blödsinn mache." Ich hatte einmal einen Intelligenzquotienten von 146. Ich weiß, ein hoher Intelligenzquotient heißt jetzt überhaupt nichts mehr bei mir – ich bin nicht einmal sicher, ob er je viel bedeutet hat. Mein Kaffee schmeckt deshalb kein bißchen besser, und er macht es mir um nichts leichter, mit dieser Krankheit fertig zu werden.

Ich ziehe mich immer mehr zurück. Es ist für mich um vieles leichter, in der Sicherheit meiner eigenen vier Wände zu bleiben, wo mich Stella mit Liebe und Respekt behandelt, als mich Menschen auszusetzen, die mich nicht verstehen und die Nase rümpfen, wenn ich Schwierigkeiten habe, an der Kasse das passende Geld herauszusuchen, oder nicht fähig bin, die richtigen Worte herauszubringen, wenn man mir eine Frage stellt. Vielleicht würden sie sich mit mir leichter tun, wenn ich nicht so gesund aussehen würde.

Kapitel 5

Der rutschige Abhang

Ich kann spüren, wie ich diesen rutschigen Abhang hinuntergleite. Ich empfinde eine Traurigkeit und Angst, die ich nie zuvor erfahren habe. Das ist so, als wäre ich der einzige Mensch auf der Welt mit dieser Krankheit. Obwohl es über ein Jahr her ist, daß bei mir die Alzheimerkrankheit diagnostiziert wurde, bin ich noch nie jemandem begegnet, der sie auch hat. Kann das alles vielleicht ein Irrtum gewesen sein? Habe ich vielleicht doch etwas anderes? Etwas, das sich behandeln ließe?

Von Zeit zu Zeit höre ich von einem Alzheimerpatienten; irgend jemand sagt mir, eine Frau Müller oder ein Herr Schmidt hätten auch Alzheimer, oder hätten sie gehabt. Wenn ich dann frage, wie alt die oder der Betreffende sei, bekomme ich immer ungefähr die gleiche Antwort. Es heißt dann: „Ach, Frau Müller ist 84", oder: „Herr Schmidt ist letztes Jahr gestorben. Er war 78."

Ich spüre den dringenden Wunsch, mit jemandem, *irgend jemandem* zu reden. Aber mit wem? Die persönlich nicht betroffenen Experten sind mir keine Hilfe. Für sie ist alles entweder schwarz oder weiß. Ich kann ihnen nicht erklären, wie ich mich fühle; ich habe keine Worte dafür. Stella sagt, daß ich mit jedem Tag verworrener daherrede.

Ich spüre, daß ich ganz allein an einem Abgrund entlangwandere. Niemand versteht die Löcher in meinen Gedankengängen. Ich muß mir weiter alle Mühe geben, die mir noch verbleibenden Kräfte zu nutzen, und zwar bis zum Ende. Wie weit muß ich noch gehen? Wie lange wird es noch dauern, bis ich ins tiefe Tal des Nichtsmehrseins gelange?

Wenn ich nur mit meinem alten Freund Al reden könnte! Er schien immer zu wissen, was man tun oder sagen konnte. Ich entsinne mich, daß er mir vor nicht allzu langer Zeit noch gesagt hat: „Larry, du kannst den Rest deines Lebens in einem Schaukelstuhl sitzen und einfach so vor dich hinschaukeln, oder du kannst tätig bleiben. Wir sind die Glücklichen, Larry. Wir sind jeden Morgen, wenn wir aufstehen, gefordert. Wir dürfen nie aufgeben." Trotzdem hat Al schließlich aufgegeben. Er muß des Kämpfens müde geworden sein.

Die Welt ist ein bißchen heller und ein bißchen besser, weil Al einmal darin gelebt hat. Er fehlt mir. Ich hoffe, jemand kann dasselbe von mir sagen, wenn ich einmal abgetreten bin.

Der Brief von der Sozialversicherung kam heute. Ich hatte Angst, ihn aufzumachen; Stella las ihn zuerst. Sie haben mich in die höchste Unterstützungsklasse eingestuft. Das war der traurigste Tag meines Lebens. Ich bin mir sicher, die meisten Leute wären entzückt gewesen, und vielleicht war ich es auch in gewisser Hinsicht; aber das bedeutete auch, daß das mit meinem Kopf tatsächlich stimmte. Die Sozialversicherung teilt nicht einfach Behinderten-Unterstützung zu, wenn man sie ohne großen Grund beantragt. Sie überprüfen jeden Fall sehr genau; ihnen stehen ausgezeichnete Ärzte zur Verfügung, die jedes noch so kleine Symptom genau prüfen, bevor sie ihre Entscheidung treffen. Die ganze Prozedur dauerte nur etwas mehr als 90 Tage. (Ich muß hinzufügen, daß ich in den Einrichtungen der Sozialversicherung von allen sehr freundlich und höflich behandelt worden bin.)

Meine Gefühle angesichts dieses Bescheids lassen sich am ehesten als „bittersüß" beschreiben. Ich ging tagelang nicht aus dem Haus. Es war kalt, der Himmel war wolkenverhangen. Die Sonne schien nicht. Nachts waren am Himmel keine Sterne zu sehen. Es war eine düstere Welt.

Kapitel 6

Die Vorhölle

In mir regte sich der Wunsch, wieder in meine Berghütte zu gehen – ich sehnte mich geradezu danach, wieder dort zu sein. Aber ich traute es mir nicht mehr zu, allein dorthin zu gehen, und Stella war derzeit stark mit ihrer Buchhaltung beschäftigt. So kam mir die Idee, mein Freund Aaron Dodge, ein Elektriker hier am Ort, könne sich vielleicht einige Tage frei nehmen und mit mir kommen. Er und seine Kinder mochten diese Hütte genauso wie ich.

Er hat dieses Gebäude für mich verkabelt, als ich es gebaut habe. Ich erinnere mich noch gut an dieses Wochenende. Ich hatte ihm gesagt, ich wollte nur zwei Steckdosen im ganzen Haus, eine für den Kühlschrank und eine für den Fernseher. Aber er hörte nicht auf mich. Er und ich verlegten eine Viertelmeile Kabel – für Alarmeinrichtungen, Videokameras, Schalter und Lampen, Steckdosen, Stereolautsprecher und sogar einen Reserve-Schaltkreis, lauter Sachen, die ich nie benützen würde. Und all das in einer Hütte von 130 Quadratmetern, einschließlich des Dachbodens.

Stella und ich, Aaron und seine ganze Familie waren an diesem Wochenende alle dort gewesen. Wir hatten schwer gearbeitet, aber es war eine wunderbare Zeit gewesen. Seit damals verbringen sie genausoviel Zeit in der Hütte wie ich. Aaron hat sich unlängst dort die von den Einheimischen als „Holler" bezeichneten 400 Ar gekauft und will sich bald eine eigene Hütte bauen.

Sein jüngster Sohn, Kevin, der fünf Jahre alt ist, nennt

mich „Mountain Man", und ich nenne ihn „Hill Billy". Das Lächeln auf seinem kleinen Gesicht bringt jedermanns Herz zum Schmelzen.

Gelegentlich sagt Aaron zu mir im Spaß: „Larry, du packst die Gewehre ein, und ich sperr' die Hunde auf deinen Pickup, und dann fahren wir ins Stone County und schießen uns ein Opossum. Dann lassen wir uns von den Weiberleuten einen Opossumbraten machen."

Was für ein herrliches Leben! Ich wünschte, ich könnte es noch länger genießen. Es scheint, ich muß in die nächsten ein, zwei Jahre noch ein komplettes Leben hineinpressen.

Ich rief Aaron an, um zu fragen, ob er sich einige Tage frei machen könne. Im Augenblick hatte er zu viel zu tun. Vielleicht um den nächsten Feiertag herum, wenn die Kinder nicht in die Schule müßten.

Die Tage verstrichen, oder waren es Monate? Ich habe kein Zeitgefühl mehr. Die einzigen Lichtblicke waren noch die frühen Morgenstunden im Café mit meinen „cronies", wie Stella sie nannte.

Den Rest jedes Tages verbrachte ich allein zu Hause. Wenn Stella tagsüber außer Haus sein mußte, rief sie mich zwei-, dreimal an, um sich zu erkundigen, ob alles in Ordnung sei. Ich versuchte immer wieder zu lesen, aber ich konnte nicht sehr lange den Faden behalten. Immer wieder las ich eine Seite zwei- oder dreimal hintereinander und wußte immer noch nicht, was ich gerade gelesen hatte.

Das gleiche war es mit dem Fernsehen. Fast immer, wenn Stel und ich abends vor dem Fernseher saßen, konnte es sein, daß sie sagte: „Larry, diese Show haben wir doch schon gesehen."

„Nein, ich nicht. Ich habe sie noch nie gesehen. Du mußt sie allein gesehen haben, als ich schon im Bett war oder als ich in Arkansas war", gab ich dann gewöhnlich zur Antwort. In Wirklichkeit hatte ich sie wahrscheinlich schon gesehen. Ich konnte Tag für Tag ein und dasselbe Programm anschauen und es immer noch interessant finden. Wiederholungen machen mir gar nichts aus.

Ich erzählte den Burschen im Café, was passiert war. „Bei mir daheim gibt es nie Wiederholungen", sagte ich grinsend. Sie brachen alle in Gelächter aus. Curtis Bertinot, der die Autoreparaturwerkstatt hat, in der ich den Cadillac verkauft habe, sagte: „Dann ist es doch am einfachsten, du kaufst dir einen guten Videofilm und schaust ihn jeden Tag wieder an. Larry, überlege, wieviel Geld du damit sparen könntest. Sieh es von der positiven Seite." Alle lachten wieder, und ich mit ihnen. Verdammt, das klang wie ein guter Rat. Lachen ist immer gesund.

Kapitel 7

Ein medizinischer Durchbruch?

Es heißt, am dunkelsten werde es immer kurz vor der Dämmerung. Das muß stimmen. Dunkler hätte es für mich damals nicht mehr werden können, aber das sollte sich bald ändern.

Stella erhielt eines Morgens einen Anruf von Ochsner, einer weltweit angesehenen Klinik in New Orleans. Sie starteten gerade ein neues Medikamenten-Testprogramm für Alzheimerpatienten und hatten mich als möglichen Testpatienten auserkoren. Dazu wollten sie mit mir ein Gespräch führen, um zu sehen, ob ich alle Bedingungen erfüllte. Darüber zu reden war faszinierend! Endlich sah ich am Ende des Tunnels Licht.

Je näher der Zeitpunkt für das Interview rückte, desto nervöser wurde ich. In mir regten sich Zweifel über dieses neue Medikament, das noch nie jemand vor mir eingenommen hatte. Was wäre, wenn es mir mehr schadete als nützte? Niemand hatte es ausprobiert. Welche Nebenwirkungen würde es haben?

Stella besänftigte meine Befürchtungen. Sie sagte: „Laß uns doch einfach einmal hingehen und mit den Leuten reden. Dann sehen wir schon, was alles auf uns zukommt. Wenn du nicht willst, mußt du bei diesem Projekt ja nicht mitmachen."

Sie überredete mich ohne allzu große Mühe, auf jeden Fall einmal hinzugehen. Darauf machte ich mir Sorgen wegen der Tests bezüglich meines Geisteszustands, die sie mit mir machen würden. „Ich mache alles, was sie von mir wollen, Stel, außer daß ich Punkte miteinander verbinde. Das kann ich nicht. Weiteres Probieren damit ist zwecklos."

„Dann mußt du auch keine Punkte miteinander verbinden, Larry."

„Also gut, dann mache ich mit."

Wir fuhren am Tag vor meinem Termin nach New Orleans. Ich sollte morgens um neun Uhr dort sein, und von Lafayette aus fährt man ungefähr zwei Stunden. So früh morgens wollten wir nicht losfahren und dann den ganzen Tag Tests machen. Das war für einen Tag zu viel auf einmal.

So suchten wir uns ein Hotel, richteten uns in unserem Zimmer ein und gingen dann in die Lobby. Stella bestellte für sich ein Glas Wein und für mich ein alkoholfreies Bier, denn ich hatte schon vor Jahren das Alkoholtrinken aufgegeben. Eine Band fing zu spielen an, und wir tanzten bei einigen Stücken. Das war das erste Mal seit Monaten, daß wir wieder miteinander tanzten.

Am nächsten Morgen standen wir früh auf, nahmen unser Frühstück ein und fuhren zur Ochsner-Klinik. Alles ging ganz nach Plan. Cheryl Benoit, die Versuchsleiterin des Medikamenten-Testprogramms, unterzog mich allen Intelligenztests. Es dauerte nur ungefähr zwei Stunden. Während ich die Tests machte, interviewte sie auch Stella.

Die Tests glichen ziemlich denen, die ich schon gemacht hatte. Ich hoffte, so gut abgeschnitten zu haben, daß sie mir sagen würden, mir fehle nichts und ich solle einfach heimgehen und mir wieder einen Job suchen. Aber das war nicht der Fall. Dr. Strub, der Verantwortliche für den ganzen Versuch, unterhielt sich einige Minuten mit mir, schaute sich meine Testergebnisse an und sagte: „Alles klar. Wir nehmen Sie."

Er sagte uns, daß er auch die Ergebnisse meiner früheren Tests einsehen müsse, einschließlich des MRI und des Spectra Scan, und daß ich möglicherweise noch weitere Tests machen müsse, um allen Erfordernissen des Medikamentenherstellers zu genügen, der den Versuch unternahm.

Stella sagte ihm, sie werde sich darum kümmern, ihm alle Testergebnisse zu besorgen. Sie legte sich gleich am Telefon ins Zeug und brachte es fertig, daß ihm fast unverzüglich alles hergefaxt wurde. Sie nannten mir dann einen neuen Termin für ein weiteres EEG, einige weitere Bluttests und Röntgenaufnahmen. „Es eilt nicht besonders", sagten sie. „Wir haben das Medikament noch gar nicht hier."

Wir fuhren wieder heim, und ich fühlte mich seit einem Jahr zum ersten Mal wieder glücklich. Wenigstens *taten* wir etwas. Schon dieser Umstand, daß wir etwas Praktisches *unternahmen*, genügte, um meine Moral spürbar zu heben.

Am nächsten Morgen war ich immer noch in gehobener Stimmung und wollte etwas Konstruktives tun. Ich sagte zu Stella, daß ich etwas bauen wollte.

„Was zum Beispiel?"

„Vielleicht ein Haus."

„Na ja, ein Haus brauchen wir ja wirklich nicht zu bauen, aber unser Wandschrank im Schlafzimmer ist viel zu klein. Du könntest ihn ausbauen und einen größeren konstruieren!"

„Alles klar", sagte ich und fing an, mir das erforderliche Werkzeug zusammenzusuchen. Ich war den ganzen Tag damit beschäftigt, den alten Wandschrank auszubauen, entfernte sorgfältig alle Nägel aus den Holzleisten und entsorgte das alte Isoliermaterial und den übrigen Schutt.

Am nächsten Morgen machte ich weiter und widmete mich mit Lust und Laune dieser Arbeit. Stella fragte mich, ob ich eine Tasse Kaffee wolle. „Natürlich", sagte ich. „In letzter Zeit finde ich sowieso, daß ich nicht mehr genug Kaffee bekomme."

Als sie den Kaffee brachte, saß ich auf einem niedrigen Schemel und versuchte, von der Tür eine Leiste wegzustemmen. Wer immer dieses Haus gebaut hatte, hatte jedenfalls mit Nägeln nicht gespart. Sie überreichte mir die Kaffeetasse. Ich nahm einen Schluck und lehnte mich auf dem Schemel zurück. Ich lehnte mich zu weit zurück und fiel rückwärts auf ein Brett mit einem großen Nagel darin – dem einzigen Nagel, den ich nicht herausgezogen hatte, bevor ich das Brett dort hingelegt hatte. Ich brauche nicht zu sagen, wo hinein sich mir der Nagel bohrte. Hätte mich jemand mit voller Wucht mit einer Baseballkeule geschlagen, so hätte der Schmerz nicht schlimmer sein können, ganz abgesehen von dem heißen Kaffee, mit dem ich übergossen war.

Ich duschte mich und zog frische Kleider an. Es tat immer noch höllisch weh. Stella sagte, ich solle Dr. Trahan anrufen, der mir eventuell eine Tetanusspritze geben solle. Ich rief in seiner Praxis an und berichtete, was mir passiert sei. Seine Sprechstundenhilfe sagte, ich solle gleich vorbeikommen und mich spritzen lassen.

Als ich hinkam, sagte ich der Dame an der Rezeption, ich sei der Typ mit dem Nagel im Hintern. Seit Monaten mußten sie nichts Lustigeres mehr erlebt haben; so schallend lachten sie jedenfalls.

Dann kam der Arzt, und auch er mußte lachen. „Jeder macht sich hier lustig", sagte ich grinsend, „und ich bin der Dumme mit dem Nagel im Arsch."

„Es heißt nicht ‚Arsch', Larry. Die korrekte Bezeichnung lautet *glutaeus maximus*", sagte er und lachte immer noch.

„Ja, genau ... im glutaeus maximus."

Er sah sich die Wunde an. „Nägel können ziemlich gefährlich sein. Ich gebe dir einige Antibiotika, Larry. Nimm sie fünf Tage lang ein."

„Mache ich", sagte ich beim Gehen. „Und noch was. Schickt mir dafür ja keine Rechnung. Ihr habt hier für mindestens fünfzig Dollar Spaß an mir gehabt, auf meine Kosten. Ich glaube, da habe ich eher bei euch noch etwas gut."

„Raus hier!" sagte er. „Wir sehen uns morgen früh im Café."

Stella erwartete mich daheim.

„Was hat der Arzt gesagt, Larry?"

„Er hat gesagt, alle Arbeit, zu der ich meinen glutaeus maximus brauche, komme in den nächsten paar Tagen nicht mehr in Frage."

„Mit andern Worten, du sollst die nächsten paar Tage deinen Hintern nirgends mehr hinsetzen", sagte sie im Spaß.

Als Gewohnheitsmensch ging ich früh am nächsten Morgen ins Café. Ich bin im Gehen nicht mehr besonders sicher, und mit der schmerzenden Wunde hatte ich Mühe, mich fortzubewegen. Schon die Tür aufzumachen und hineinzukommen war eine Riesenleistung. Beim Gehen bis zu unserer Ecke stolperte ich ein- oder zweimal. Um nicht hinzufallen, stützte ich mich an den Lehnen der Hocker am Tresen. Als ich an einer der Sitzecken vorbeikam, hörte ich jemanden sagen: „Da kommt wieder dieser alte Säufer. Der kommt jeden Morgen um diese Zeit."

Als ich schließlich in „unserer Ecke" saß, fragte mich mein Freund Tyrone: „Was ist heute mit dir los, Larry? Du schaust so finster drein."

Ich erzählte ihm, was ich gerade beim Hereinkommen gehört hatte.

„Wer war das? Ich prügle diesen verdammten Arsch auf die Straße hinaus!" Er stand auf.

„Bitte bleib sitzen, Ty. Da kann man nichts machen", entgegnete ich traurig. „Der Typ hat halt nichts als Ignoranz und Intoleranz im Schädel. Am leichtesten macht man sich immer noch über Leute lustig, die sich nicht verteidigen können."

„Weiß Gott, aber *ich* kann dich verteidigen", sagte er. „Du brauchst es mir bloß zu sagen."

„Vergiß es, Ty. Dumme Leute gibt es überall. Ich möchte nicht mit ihnen tauschen. Da bin ich lieber mit dem zufrieden, was ich habe."

„Also gut. Größe hast du mehr als ich, Larry."

„Na ja, vielleicht körperlich", lächelte ich.

Nach unserer Kaffeesitzung humpelte ich zu meinem Wagen zurück, immer noch mit der Frage beschäftigt, warum manche Leute Bemerkungen machen müssen, wie ich sie heute morgen hatte hören müssen, wenn sie doch gar nicht wissen, wovon sie reden. Merken sie nicht, daß manches ganz anders ist, als sie dem Augenschein nach meinen? Ich mußte an ein Gedicht denken, das ich einmal gehört habe:

In einem Bus, da sah ich heute
eine wunderschöne blonde Frau.
Beneidenswert – sie schien im Glück.
Ich wünscht', ich wäre auch so schön.

Doch plötzlich, als sie sich erhob,
sah ich sie humpeln durch den Gang,
mit Krücke und nur einem Bein.
Sie lächelte mir freundlich zu.

O Gott, verzeih mir mein Gejammer!
Ich hab' zwei Beine, mir gehört die Welt.

Dann kaufte ich mir Süßigkeiten.
Der sie mir gab, war äußerst nett.
Wir plauderten, und schließlich sagt' er:
„Ich rede gern mit netten Leuten.
Sie müssen wissen, ich bin blind."

O Gott, verzeih mir mein Gejammer!
Ich hab' zwei Augen, mir gehört die Welt.

Beim Weitergehen auf der Straße
sah ich ein Kind mit blauen Augen.
Allein sah es den andern zu beim Spiel.
Es schien nicht zu wissen, was zu tun.
Ich sprach es an, ihm Mut zu machen:
„Geh doch und spiel mit denen da!"
Doch schaute es nur vor sich hin.
Da wußte ich: Es war ja taub.

O Gott, verzeih mir mein Gejammer!
Ich hab' zwei Ohren, mir gehört die Welt.

Mit Beinen, die mich tragen, wohin ich will,
mit Ohren, die mich hören lassen, was ich will,
mit Augen für das Schöne auf der Welt
verzeih mir, Gott, wenn ich am Jammern bin!
Gesegnet bin ich! Mir gehört die Welt!
(Autor unbekannt)

Irgendwie schien dieses Gedicht in diesem Augenblick meine Gefühle ganz gut zum Ausdruck zu bringen.

Am selben Vormittag erhielten wir einen Anruf von der Ochsner-Klinik. Sie hatten endlich das Medikament für das Versuchsprogramm erhalten und erboten sich, es zusammen mit den Anleitungen per „Federal Express" zu schicken. Da ich einer der ersten war, der es überhaupt einnehmen würde, wollten sie mir auch eine Liste mit den möglichen Nebenwirkungen beilegen. „Sie können jederzeit anrufen oder in die Klinik kommen, wenn irgend etwas Außergewöhnliches passiert", sagten sie.

Am nächsten Morgen war die Sendung da. Ich konnte es kaum erwarten, damit anzufangen. Ich nahm die erste Tablette ein und wartete, daß irgend etwas passieren würde. Eine Stunde verging, dann zwei. Ich wußte einfach, daß ich jetzt binnen weniger Minuten alles voll im Griff haben würde. Wie lange mochte das Zeug brauchen, bis es wirkte? Ich versuchte, von 20 an rückwärts zu zählen. Das brachte ich nicht fertig. Was hatte ich gestern zu Abend gegessen? Ich konnte mich nicht entsinnen. Diese verdammten Pillen versagten.

Stella sagte: „Laß ihnen Zeit, Larry. Solche Tabletten wirken nicht auf der Stelle. Es kann Monate dauern, bis sich eine spürbare Besserung einstellt."

„Ich kann nicht Monate warten. Bis dahin bin ich bestimmt schon verblödet."

„Mensch, jetzt beruhige dich, und nimm das Medikament genau so ein, wie es die Ärzte verschrieben haben."

Ich tat mich schwer, mich genau an die Gebrauchsanweisung zu halten, denn ich war stark versucht, eine höhere Dosis einzunehmen, um den Prozeß zu beschleunigen. Dabei ging ich immer von der Theorie aus, wenn ein wenig ein bißchen guttut, muß viel ganz stark guttun. Ich erklärte Stella diese meine Theorie.

Sie sagte: „Stell dir vor, in einem Rezept steht ein Teelöffel Backpulver für einen Kuchen. Würdest du statt dessen eine Tasse voll in den Teig rühren, hättest du nur eine einzige Pampe. Und wenn dein Gehirn nun gerade nicht richtig funktioniert, dann stell dir vor, was passieren könnte, wenn du dieses neue Medikament, dessen Wirkung noch niemand genau kennt, überdosieren würdest."

„Sicher, du hast recht", sagte ich. „Ich habe wahrscheinlich zuviel davon erwartet."

Die Tage zogen sich hin. Mein nächster Termin in der Klinik rückte näher. Stella und ich fuhren wieder wie beim ersten Termin bereits am Vorabend hin. Wir nahmen wieder dasselbe Hotel, gingen wieder in die Lobby und tanzten, genau wie wir es das letzte Mal gehalten hatten.

Am nächsten Morgen fuhren wir die kurze Strecke bis zum Krankenhaus, und ich durchlief wieder die üblichen Tests – Blutdruck, Herzschlag, EEG usw. Sie nahmen sogar ein einstündiges Gespräch zwischen Stella, mir und einem der Ärzte auf Video auf – um darauf später zurückgreifen zu können, wie sie sagten.

Hierauf stellte mich der Versuchsleiter einer hübschen jungen Dame mit spanischem Einschlag vor, die mit mir den Gehirnfunktionstest machen sollte.

„Hola! Buenos dias, bonita señorita. Como esta usted?" (Guten Tag, Verehrte, wie geht es?")

„Muy bien, gracias. Y usted?" (Danke, sehr gut. Und Ihnen?)

„Muy mal. Tengo un problema con la mente." (Sehr schlecht. Ich habe ein Problem mit meinem Kopf.)

„Sie sprechen sehr gut Spanisch."

„Muy poco. Necesito practicar." (Nur wenig. Mir fehlt die Übung.)

„Si. Bitte kommen Sie mit."

Sie führte mich in ihr Büro, wo sie die Unterlagen für die Tests bereitlegte. Sie hatte etwas so Strahlendes und Fröhliches an sich, daß ich unter anderen Umständen meine helle Freude an dem Leben und Humor gehabt hätte, wovon sie sprühte.

Aber nicht jetzt. Jetzt, in ihrem Büro, war sie plötzlich von einem Ernst, von dem ich wußte, daß das nicht ihre normale Art war. Sie gab sich jetzt ganz amtlich, wie es ihre Pflicht war. Sie hielt mir verschiedene Gegenstände entgegen, immer einen auf einmal, und fragte mich dazu, was das sei – ein Kamm, ein Puppenbett, eine Uhr.

Dann kamen wir zur Schere. „Wie heißt das?"

Mir fiel das Wort nicht ein. Ich wußte, was es war; bloß kam mir einfach nicht das Wort dafür. „Etwas zum Schneiden", sagte ich.

„Ja, aber wie nennt man das?" fragte sie mich. Schweigen.

„Nun sagen Sie schon. Wie sagt man dazu?"

„Einer von uns beiden vergißt, warum ich hier bin", sagte ich kühl. „Machen wir mit etwas anderem weiter."

Kaum hatte ich die Worte gesprochen, wünschte ich mir, ich wäre nicht so barsch gewesen. Doch sie nahm es ganz sachlich und machte mit dem Test weiter. Sie gab sich sehr professionell.

Das weitere Verfahren verlief ohne Zwischenfall. Ich hatte einen Widerwillen dagegen, alle diese Dinge zu benennen, weil mich das ständig an meine Hilflosigkeit erinnerte. Es gab eine Zeit, da konnte ich binnen weniger als einer Minute in meinem Kopf zehn sechsstellige Zahlen addieren. Jetzt überforderte mich schon die einfachste Rechenaufgabe.

Ich spüre einen Zorn, eine Wut in meinem Kopf. Sie ist nicht zielgerichtet, hat keinen genauen Gegenstand – sie läßt sich nicht auf etwas Bestimmtes fixieren. Diese Wut richtet sich weithin gegen mich selbst.

Meine Gedanken sind verworren, entbehren jeglicher Ordnung. Das ist schwer zu ertragen, wo mein Gedächtnis doch immer hervorragend gewesen ist. Ich entsinne mich, daß es eine Zeit gab, da konnte ich eine Seite in einem Buch lesen, in jedem beliebigen Buch, und sechs Monate danach konnte ich sie noch Wort für Wort genau wiedergeben. Ich habe das oft gemacht.

Einmal habe ich zu meinem Chef gesagt, wenn er sich irgend etwas merken wolle, müsse er mir nur sagen, daß das etwas Wichtiges sei, und es mir langsam vorsprechen, und meiner Lebtag würde ich mich daran Wort für Wort genau erinnern. Bis jetzt kann ich mich auch immer noch an alles erinnern, was er mir vor zehn Jahren gesagt hat, aber ich kann mich nicht mehr daran erinnern, was ich gestern gemacht habe!

Wird es eines Tages so weit kommen, daß ich sogar nicht mehr weiß, wer ich bin? Nicht mehr weiß, was mich den Larry sein läßt? Wird mir das dann noch etwas ausmachen? Die Wut kommt so schnell, wie sie wieder vergeht.

Ich denke, gelegentlich kann Wut gerechtfertigt sein. Es ist normal, auf die Alzheimerkrankheit eine Wut zu haben. Sie ist ein Dieb, ein Mörder, ein Zerstörer unseres Geistes. Ich versuche, meine Wut auf etwas Praktisches hin zu kanalisieren. Die beste Möglichkeit dazu ist für mich, meine Gedanken aufzuschreiben. Stellas Schreibprogramm im Computer muß schon randvoll damit vollgestopft sein. Ich schreibe meine Gedanken und Erfahrungen fast jeden Tag auf. Vielleicht wollen eines Tages meine Kinder oder deren Kinder sie lesen. Wenn die Worte, die ich aufschreibe, keinerlei Sinn machen, gehe ich Gras mähen. Wir haben das bestgetrimmte Gras in der ganzen Nachbarschaft. Zwischen dem Schreiben und dem Mähen habe ich weder die Zeit noch die Energie, um wütend zu sein.

Ich gebe mir große Mühe, nicht dauernd an meine Probleme zu denken oder darüber zu grübeln, warum gerade ich das kriegen mußte. Wenn man innerlich voller Groll ist, kann das nur zerstörerisch wirken.

Kapitel 8

Floyd

Ich hatte schon lange daran gedacht, mir irgendein Haustier zuzulegen. Haustiere können wunderbare Freunde sein. Läßt man sie ein wenig Zuneigung spüren, so belohnen sie das mit unbedingter Anhänglichkeit. Es macht ihnen nichts aus, ob man gerade unrasiert oder nicht gekämmt ist.

Zufällig ließ ich eines Morgens meinen Kameraden gegenüber die Bemerkung fallen, daß ich daran dächte, mir ein Haustier zuzulegen. Mein Freund Jim sagte: „An was für ein Haustier denkst du dabei?"

„An einen Hund, glaube ich."

„Was für eine Rasse?" fragte er weiter.

„Ich weiß es nicht. Ich glaube, er sollte schon ziemlich groß sein."

„Da kommt mir etwas Tolles", sagte Jim nach kurzem Nachdenken.

„Und was?"

„Was du brauchst, ist ein Schwein. Du hast genügend Zeit dafür, und du glaubst gar nicht, was für ein tolles Haustier ein Schwein sein kann."

„Was, ein Schwein?"

„Ja, ich hatte einmal ein Schwein, und mein Lebtag habe ich mich noch nicht so über ein Haustier amüsiert wie über dieses Schwein. Schweine sind sehr schlau. Sie lernen schnell, und sie sind ganz leicht zu versorgen."

„Darüber muß ich erst mit Stella reden", erwiderte ich.

„Und wo könnte man ein solches Schwein wie deines kriegen?"

„Ich kenne einen, der eine Muttersau hat. Sie hat erst neulich neun Ferkel geworfen, und die könnte er bald abgeben."

Als ich heimkam, erzählte ich Stella von dem Schwein.

„Ein Schwein?" fragte sie. „Was für eine Art Schwein?"

„Ich glaube, man nennt sie ‚potbelly'-Schweine."

„Wenn du unbedingt eines willst, Larry. Aber an ein Schwein werden wir uns erst gewöhnen müssen."

Mit Jims Hilfe hatte ich bald darauf mein Schwein. Ich gab ihm den Namen Floyd. Es war tiefschwarz und wog ungefähr vier Kilo, als ich es heimbrachte.

Floyd war eine Freude. Nach zwei Tagen fühlte er sich wie daheim. Ich fand heraus, daß er für ein Geleebonbon alles tat. Für ein Geleebonbon reichte er die Pfote zum Gruß, machte einen Purzelbaum, stellte sich bettelnd wie ein Hund auf die Hinterpfoten. Er setzte sich gern neben mich aufs Sofa und sah stundenlang mit mir fern.

Floyd wurde mein ständiger Begleiter. Er ging überall mit mir. In meinem Pickup setzte er sich auf den Beifahrersitz und schaute zum Fenster hinaus. Floyd hat ums Haar schon etliche Unfälle verursacht, wenn Vorbeifahrende plötzlich auf dem Sitz neben mir ein Schwein entdeckten. Oft mußten sie zweimal hinschauen und sich die Augen reiben.

Floyd begleitete mich oft in die Hütte. Wenn wir zum Tanken haltmachten, sammelten sich gleich immer etliche Leute um ihn, um seinen Kunststücken zuzuschauen. Eine Lehrerin, die wir an einer Tankstelle trafen, war von Floyd so beeindruckt, daß sie ihn unbedingt ihrer Schulklasse zeigen wollte. Wir fuhren hin, und die Kinder waren hingerissen. Sie fütterten ihn mit Süßigkeiten, Bananen und allen möglichen Nahrungsmitteln aus ihren Vesperpäckchen. Floyd fraß alles mit Genuß. Ich glaube, sie haben ihn verdorben.

In der Hütte war Floyd wie ein Kind und machte alles

unsicher. Ganz besonders gern wühlte er zwischen dem Wurzelwerk einer alten Ulme neben der Hütte, die noch nicht dem Mehltau zum Opfer gefallen war. An diesen Wurzeln mußte irgend etwas sein, was ihm besonders gut schmeckte. Er hatte den Boden im Umkreis der Ulme schneller umgepflügt, als ich das mit dem Motorpflug hingebracht hätte. Als er fertig war, sah der Boden aus, als sei er für das Anlegen eines Gartens vorbereitet.

Kaltes Wetter mochte Floyd allerdings nicht. Wenn es draußen kalt wurde, bumste er so lange mit seinem Rüssel gegen die Tür, bis ich ihn hereinließ. Dann legte er sich unter den gußeisernen Holzofen und schlief dort stundenlang. Manchmal machte ich mir Sorgen, er könne angesengt werden, aber die Hitze schien ihm nichts auszumachen.

Das Leben mit Floyd ist eine Freude. Wir durchstreifen miteinander wie Kinder die Wälder und bleiben immer wieder stehen, wenn Floyd etwas Gutes findet, das er ausgraben und fressen will. Wenn es zu heiß wird, geht er an den Bach hinunter und setzt sich ins Wasser, um sich Kühlung zu verschaffen. Daheim sitzt er in seinem Wasserzuber.

Er spielt äußerst gern, aber ich muß dauernd auf der Hut vor ihm sein. Wenn ich ihn nur eine Minute aus den Augen lasse, rennt er mir zwischen die Beine, stellt sich vor mir auf und dreht sich zwei-, dreimal um die eigene Achse. Ich bin nicht mehr so standfest auf den Beinen, wie ich es einmal war, und er hat mich schon einige Male zu Boden geworfen; das ist einfach seine Art, zu spielen. Er weiß, was „Nein" bedeutet, aber das mag er nicht. Wenn ich „nein" zu ihm sage, dreht er sich um und geht unter lautem Protestgequieke weg.

Ich habe Floyd rasch ins Herz geschlossen. Nie und nimmer würde ich ihn für einen Hund oder sonst ein Haustier tauschen.

Kapitel 9

Stella

Je mehr ich dieser Krankheit verfalle, die mich zunehmend einschränkt, muß leider Stella die erforderlichen Vorkehrungen treffen, damit ich nicht zu Schaden komme. Es scheint ihr leichtzufallen, unerwünschte Möglichkeiten vorherzusehen und ihnen vorzubeugen, bevor es zu spät ist. Alle notwendigen Maßnahmen trifft sie mit klarsichtiger Konsequenz. Letzte Woche verirrte ich mich zweimal auf meinem Weg zum Morgenkaffee. Folglich kaufte mir Stella ein Armband, auf das die Angaben zu meiner Identität eingeprägt sind, und in meinen Geldbeutel steckte sie ein Kärtchen, auf dem meine Krankheit genauer erklärt wird. Wenn ich künftig in ernsthafte Schwierigkeiten gerate, wissen die Leute also, was sie mit mir tun sollen. Außerdem ließen wir in meinem Wagen ein Telefon installieren. Sie hat es so programmiert, daß ich automatisch ihre, Aarons oder Jims Nummer wählen kann, indem ich einfach entweder auf die Eins, die Zwei oder die Drei und dann auf „send" drücke; Aaron und Jim haben nämlich angeboten, ich könne sie jederzeit zu Hilfe rufen. „Nur vorsichtshalber", hat Stella zur Installation des Autotelefons gesagt.

Es war nicht lange vorher gewesen, daß ich mein Mobiltelefon hatte benutzen müssen, um Stella anzurufen. Ich war auf dem Heimweg von einem Termin beim Zahnarzt. Das Ding wollte einfach nicht funktionieren. Die Anzeige, auf der die Telefonnummern erscheinen, sagte nur „gesperrt". Das hatte ich nie vorher gesehen, und ich muß zugeben, daß ich mich mit Mobiltelefonen nicht besonders gut auskenne. Ich dachte, daß ich es wohl kaputtgemacht hätte, und so fuhr ich in das Geschäft, wo wir es gekauft hatten, und erklärte dort mein Problem. Der Verkäufer sagte mir, das sei kein großes Problem. „Sie müssen nur Ihren dreistelligen Code für das Entriegeln eintippen, dann ‚send' drücken, und die Sperre ist aufgehoben."

„Was für einen dreistelligen Code?" fragte ich.

„Na ja, Ihre Geheimzahl."

„Ich weiß nichts von einer dreistelligen Geheimzahl", sagte ich zu ihm. „Wir haben noch nie eine Geheimzahl eingegeben."

„Also gut. Wie heißen die drei letzten Zahlen Ihrer Telefonnummer?" fragte er mit einem herablassenden, überfreundlichen Ton.

„Meine Güte, das weiß ich nicht."

„Sie kennen nicht Ihre eigene Telefonnummer?" fragte er mit Abscheu zurück. Und er fügte sichtlich genervt hinzu: „Meine Güte, was für Leute hier herumlaufen! In der Klapsmühle scheint kein Platz mehr zu sein."

Vorsätzliche Grobheit ist etwas, was ich verabscheue, mag sie auf mich oder jemanden anders gerichtet sein, und genau eine solche vorsätzliche Grobheit erfuhr ich jetzt. Er drückte vier- oder fünfmal auf eine der Tasten und sagte: „Das ist Ihre Nummer." Nachdem er das Gerät für mich entriegelt hatte, ließ er mich ohne ein weiteres Wort stehen.

Ich fuhr heim, fühlte mich gekränkt und fragte mich, was ich getan oder gesagt hatte, um eine solche Behandlung zu verdienen. Warum hat man das Bedürfnis, sich über einen Mitmenschen lustig zu machen?

Stella spürte, daß etwas nicht stimmte, und fragte mich, was passiert sei. Als ich ihr erzählte, was ich gerade erlebt hatte, schoß ihr das Feuer aus den Augen.

„Vergiß es, Stel. Jedem brennt gelegentlich morgens einmal der Toast an. Mir tut nur seine Frau leid. *Ich* brauche ihn nie mehr zu sehen. *Sie* muß 24 Stunden täglich mit ihm zusammenleben."

Später an diesem Tag sahen wir fern. Das Geschäft, in dem wir das Telefon gekauft hatten, brachte einen Werbespot. „Schau, Stella, was für eine nutzlose Geldverschwendung, im Fernsehen zu werben. Sie hätten in mir weiterhin einen treuen Kunden, und das bloß um ein Lächeln und einige freundliche Worte."

Ich schlage nie zurück. Ich beschwere mich nie. Ich kritisiere nie. Ich komme einfach nicht wieder. Mein Leben ist zu kurz, um mich auf ein langes Gerangel wegen ein paar Kröten einzulassen.

Über Stella fehlen mir die Worte. Sie ist ein echter Freund. Bei ihr darf man es wagen, ungeschützt man selbst zu sein. Man kann sagen, was man denkt, und äußern, was man fühlt. Sie entsetzt sich über nichts, läßt sich durch nichts beleidigen, solange ich aufrichtig ich selbst bin. Sie versteht die Widersprüche in meinem Wesen, die andere dazu verleiten, mich falsch einzuschätzen. Bei ihr kann ich tief durchatmen; sie versteht mich. Und vor allem: bei ihr kann ich auch den Mund halten; wenn wir nichts sagen, macht das nichts aus. Sie liebt mich. Ich liebe sie. Sie hat eine starke persönliche Ausstrahlung und ist jedem, der ihr begegnet, leicht zugänglich. Sie hat Klasse!

Was Klasse ist, kann ich nur schwer erklären. Kennedy hatte Klasse. Nixon hatte sie nicht. Ich denke, ein Mensch mit Klasse läßt sich am besten beschreiben als jemand, der nicht mit dem Strom schwimmt.

Immerhin, ich *kann* meinen Namen in den Schnee schreiben.

Kapitel 10

Im Irrgarten verloren

Es war die Zeit für meinen nächsten Termin in der Ochsner-Klinik wegen des Medikamenten-Testprogramms. Diesmal sollte es nur kurz dauern, denn vorgesehen waren lediglich ein Gespräch mit der Versuchsleiterin und ein Abstecher ins Labor für einige Bluttests.

Früh an diesem Morgen sagte ich zu Stella, ich wolle allein hingehen, denn es sei ja nur ein kurzer Besuch, und ich fühle mich in sehr guter Verfassung. Nach einigem Zögern war sie einverstanden, weil das gerade die Tage im Monat waren, wo sie mit ihrer Buchführung immer unter Druck stand. Außerdem, sagte sie, hätten ja Harvey oder Jim angeboten, mich jederzeit zu begleiten.

Doch ich beschloß, es ganz allein zu versuchen.

Ich kam ohne weitere Schwierigkeiten bis in die Stadt, verließ das Parkhaus und nahm den Aufzug hinunter in die Eingangshalle. Und dann war es aus. Als ich aus dem Aufzug trat, hätte ich genausogut auf den Mond aussteigen können. Nichts war mir vertraut. Die Gänge waren alle ganz anders als früher.

Keine der Türen war mehr an ihrem früheren Platz. Ich durchschritt eine Tür, von der ich dachte, sie führe mich zu den Aufzügen, aber ich stand plötzlich im Freien. Da ergriff mich die Panik. Ich ging ins Gebäude zurück und wanderte einen Flur entlang. Überall waren zweisprachig die Inschriften „No Smoking"; das „No" war rot gedruckt, zweifellos, um diesem Wort besonderen Nachdruck zu verleihen. Ich wußte, daß ich in die Abteilung im sechsten

Stock gehen mußte. Schließlich fand ich die Aufzüge, aber irgendwie waren sie ganz anders als früher, und ich konnte nicht herausfinden, wie ich damit in den sechsten Stock käme. Es war immer noch ungefähr eine halbe Stunde Zeit. „Nur keine Panik", sagte ich zu mir selbst. „Verhalte dich ganz normal." In der Nähe war ein Informationsschalter, und ich bat die Dame darin um Auskunft. Nachdem sie meine Karte mit dem Termin kurz überflogen hatte, fragte sie mich: „Sind Sie ein Alzheimerpatient, der zur Zeit das Testprogramm mitmacht?"

„Ja."

„Wo ist Ihre Betreuerin?"

„Ich bin allein gekommen", gab ich stolz zur Antwort.

„Das kann allerdings ein Fehler gewesen sein."

„Also gut, nehmen Sie einen von diesen Aufzügen hier, ganz gleich welchen, und achten Sie genau darauf, daß Sie im sechsten Stock aussteigen, und dort geben Sie diese Karte gleich am Schalter ab." Sie zeigte auf die Aufzüge.

„Ganz gleich, welchen?" fragte ich unsicher.

„Ja, irgendeinen davon."

Ich ging in die Eingangshalle und wartete auf die Aufzüge, immer noch meiner selbst nicht sicher. Dann stieg ich in den ersten Aufzug, der anhielt. Der Knopf für den sechsten Stock leuchtete schon, so daß ich mir nicht die Mühe machte, ihn noch einmal zu drücken. Der Aufzug hielt fast in jedem Stock, bis er schließlich den sechsten erreichte. Jemand im Aufzug sagte: „Das ist der sechste Stock", obwohl ich mich nicht entsinne, jemanden danach gefragt zu haben. Ich stieg aus, ging an den Empfangsschalter und händigte der Dame meine Terminkarte aus.

„Bin ich hier richtig?" fragte ich.

„Sicher. Ich sage Cheryl gleich, daß Sie da sind."

Cheryl kam heraus und nahm mich sofort mit. Sie fragte mich, wie es mir gegangen sei und warum Stella nicht dabei sei. Ich sagte ihr, ich sei allein gekommen, erzählte ihr von meinen Schwierigkeiten, bis hierher zu finden, und daß alle Leute sehr zuvorkommend gewesen seien und mir geholfen hätten, bis zu ihrem Büro zu finden.

Genau wie immer überprüfte sie zunächst mein Gewicht. „Ungefähr gleich geblieben – 82 Kilo", sagte sie. „Das ist gut."

Dann gingen wir den Flur bis zu ihrem Büro hinunter. Sie stellte mir einige Fragen, ob ich besondere Probleme während des vergangenen Monats gehabt hätte. Ich antwortete darauf, so gut ich mich erinnern konnte. Dann schloß sie mich an das Meßgerät für Blutdruck und Puls an und drückte die erforderlichen Knöpfe. Das Meßergebnis meines Blutdrucks beunruhigte sie. „Ihr Blutdruck und Puls sind um mehr als 30 Einheiten erhöht. Ich muß deshalb Dr. Strub um Rat fragen."

Wenige Minuten danach kam sie wieder zurück und sagte: „Dr. Strub meint, der erhöhte Blutdruck und Puls kämen wohl bloß daher, daß Sie beim Herfinden heute morgen Schwierigkeiten hatten. Er möchte, daß Sie sich 20 bis 30 Minuten auf den Untersuchungstisch legen; dann messen wir noch einmal Ihren Blutdruck und sehen zu, ob er sich verändert hat. Entspannen Sie sich hier; hier kann Ihnen nichts passieren; wenn Sie wollen, können Sie auch zu schlafen versuchen." Sie schloß die Tür hinter sich, als sie den Raum verließ.

Ich lag ganz entspannt da. In der Ferne konnte ich Telefone läuten hören; von überall her schienen Geräusche von den Leuten auf den Gängen zu kommen. Ich nahm den Geruch eines Desinfektionsmittels wahr, obwohl ich nicht genau ausmachen konnte, um was es sich genau handelte. Ich war schläfrig und muß eingedöst sein. Diese Alzheimerkrankheit strengt an.

Ich schreckte auf, als Cheryl wieder den Raum betrat.

„Messen wir jetzt wieder Ihren Blutdruck." Sie richtete wieder alles her und maß zum zweiten Mal. Als das Gerät mit einem Piepston abschaltete, lächelte sie. „Wieder ganz normal, hundertzwanzig zu achtzig. Der Puls ist zweiundsechzig. Das ist besser als bei den meisten Leuten in Ihrem Alter. Sie sind in Ordnung. Entspannen Sie sich, gehen Sie in den zweiten Stock hinunter und lassen Sie Ihre Bluttests machen. Hier haben Sie Ihren Tablettenvorrat für den kommenden Monat und die Karte mit Ihrem nächsten Termin. Ihr nächster Besuch wird übrigens länger dauern, und so bringen Sie ruhig Stella mit." ‚Eine freundliche Art, mir zu sagen, ich sollte künftig lieber nicht mehr allein herkommen', dachte ich bei mir.

Ich kam ohne weitere Zwischenfälle heim. Von Zeit zu Zeit sprach ich unterwegs kurz über mein Mobiltelefon mit Stella. Ungefähr jede halbe Stunde rief ich sie an. Auf diese Weise konnte ich nicht allzu weit vom richtigen Weg abkommen.

An diesem Abend ließ ich mich nach dem Nachtessen ziemlich schwer auf die Couch fallen. Die Couch glitt ein wenig nach hinten, und eines ihrer Holzbeine brach ab.

Stella sagte: „Larry, schau, was du angestellt hast. Du hast die Couch kaputtgemacht. Du solltest dich nicht immer so hineinplumpsen lassen."

„Ach, das war nicht meine Schuld, Stel. Das Bein hat sich in der Avocado-Bodenplatte verfangen und ist abgebrochen, weil es nicht rutschen konnte."

„Terrakotta-Platte, Larry."

„Ja, richtig, ... Terry Avocado."

„Du solltest dich einfach mit etwas mehr Gefühl hinsetzen. Jetzt müssen wir das reparieren."

„Schau, Stel, ich bin 50 ... mhm ... oder so ... Jahre alt. Vielleicht habe ich schlechte Manieren beim Hinsetzen auf eine Couch, aber ich lasse mich nicht schulmeistern. Soll ich nicht einfach eine neue Couch kaufen? Es sei denn, diese alte hier hat für dich recht viel sedimentären Wert."

„Sentimentalen Wert, Larry."
„Genau, ... sentimentalen."
Wir reparierten die Couch und brachten das meisterhaft hin. Sie steht immer noch in der Wohnung.

Kapitel 11

Angst und Zorn

Ich fuhr wieder allein in die Hütte. Es schien, der Winter habe Alaska dieses Jahr länger im Griff. Die Hütte liegt hoch oben auf einem der Ozark-Berge, in einem Dickicht aus Stein- und Roteichen. Alle Bäume waren kahl, mit Ausnahme der Kiefern und Zedern, die über die Wälder verstreut waren. An einem Morgen wachte ich früh auf und zog mich sorgfältig an, denn es war kalt. Sollte ich an diesem Tag Stiefel anziehen? Draußen lag kein Schnee. Dann reichten wohl Turnschuhe.

Ich kochte mir eine Kanne Kaffee. Immer noch war ich mir nicht schlüssig, ob ich nun die Stiefel anziehen sollte oder nicht. Ich holte sie aus dem Schrank und bürstete sie ab. Mit kleinen Entscheidungen tat ich mich allmählich sehr schwer; zu großen war ich gar nicht mehr fähig. Ich kannte schon alle Anzeichen; ich konnte spüren, wie sie einsetzten, aber ich konnte gar nichts dagegen tun. Ich ging wieder in die Küche, um noch eine Tasse Kaffee zu trinken. Es war keiner mehr da. Hatte ich die ganze Kanne getrunken? Das mußte ich wohl. Schließlich bin ich hier der einzige Mensch.

Ich werde verrückt, dachte ich. Nein, ich werde nicht verrückt. Ich bin hier sicher. Ich bin hier in Gefahr. Soll ich meine Stiefel anziehen? Soll ich sie nicht anziehen? Meine Gedanken schwankten hin und her. Ich könnte meine Schlüssel oder meinen Geldbeutel verlegen oder mich selbst aus dem Haus ausschließen. Aus irgendeinem seltsamen Grund stellte ich vor dem Schlafengehen meinen

Wecker, vergaß ihn dann aber am nächsten Morgen beim Aufstehen abzustellen, so daß er den Warnton auslöste, als ich in die Küche ging. Ist der Warnton aktiviert, habe ich nur 20 Sekunden Zeit zum Eintippen der Ziffern, bevor er automatisch im Büro des Sheriffs Alarm gibt. Ich drückte die Ziffern wie ein Irrer hinein. Schließlich konnte ich ihn gerade noch abwürgen.

Schließlich beschloß ich, doch die Stiefel anzuziehen und in die Stadt zu fahren, um mir einige Vorräte zu kaufen. Bis Clinton sind es 16 Meilen. Ich entdeckte schließlich, daß ich in Conway, 40 Meilen weiter davon entfernt auf dem Highway 65 war. Die Leute hier an der Tankstelle müssen mich schon ins Herz geschlossen haben. Ich sagte zu mir selbst: „Denk doch, Larry, denk. Du darfst nicht abschalten, keinen einzigen Augenblick." Ich kann gar nicht sagen, was für Dummheiten ich alles machen könnte.

In den darauffolgenden Tagen befand ich mich in einer schwer zu beschreibenden, wechselhaften Stimmung. Ich kam nicht zur Ruhe, weil ich ständig angespannt mit dem Vorsatz herumlief, das, was da in meinem Kopf vorging, in den Griff zu kriegen. Ich schaltete den Fernseher an und hoffte, wenn ich eine interessante Sendung fände, könne das meinen Geist zur Ruhe kommen lassen, wenigstens für eine Zeitlang. Das Gerät war auf den lokalen PBS-Sender eingestellt. Gerade fing die Sendung *Bradshaw on Homecoming* an. Ich hatte schon von Bradshaw gehört. Ich wußte, daß er einer der ganz großen Lebensberater war. Mit großem Interesse schaute ich über eine Stunde lang zu. Er veranstaltete ein Seminar für Menschen, die versuchten, ihr „inneres Kind" zu finden und sich auf es einzulassen. Manche der Menschen, die dabei mitmachten, schluchzten; andere wurden sehr zornig, meistens auf ihre Eltern. Ich versuchte mich, wie in der Sendung angeregt wurde, in meine Kindheit zurückzuversetzen und den „kleinen Larry" wiederzufinden.

Mein Geist eilte in die Zeit zurück, wo ich ungefähr vier Jahre alt gewesen war. Ich trug einen Cowboy-Anzug, den mir meine Mutter aus einem Katalog bestellt hatte. Ich war ein glücklicher kleiner Camper und rannte durch die Scheune, das Gatter und sogar den Hühnerstall, um alle Bösewichte mit meinen neuen Revolvern abzuknallen. Dann waren da Hop-A-Long, Gene und Roy, mit denen ich über die Hügel reiten konnte, indes sie nach Outlaws Ausschau hielten. Ich entdeckte die Outlaws immer als erster. Ich will nicht angeben, aber Hop-A-Long, Gene und Roy waren beim Ziehen langsamer als ich.

Wenn ich im Geist meine Kindheit durchstreife, kann ich nichts finden, auf das ich wütend oder worüber ich traurig sein könnte – jedenfalls, was meine Eltern angeht. Ich vermute, ich war in dieser Hinsicht mit besonderem Glück gesegnet. Für den einzigen Grund, aus dem ich jemals auf meine Leute wütend war, konnten sie nichts: daß sie alt waren. Wer mich zum Angeln und Jagen mitnahm, war mein um elf Jahre älterer Bruder. Mein Vater tat das äußerst selten; er war immer mit der Landwirtschaft und dem Vieh und später mit Politik beschäftigt.

Alles in allem bin ich Bradshaw dankbar. Ich bin froh, daß ich zufällig gerade an dem Tag den Fernseher anschaltete. Er hat mir zur Begegnung mit einem sympathischen Kind verholfen, diesem „kleinen Larry". Am liebsten würde ich wieder mit ihm herumhängen, ihn zum Angeln mitnehmen, vielleicht sogar mit ihm über die Hügel reiten und die Bösewichter schnappen.

Eines Abends erhielt ich den Anruf eines Bekannten, der wußte, daß ich in meiner Hütte war. Er erzählte mir, wie anstrengend für ihn dieser Tag im Geschäft gewesen sei; es war ein umtriebiger Tag gewesen, und er hatte mehrere Fehler gemacht. „Wenn *du* Alzheimer hast, muß ich sie *zweimal* haben", sagte er.

Ich spürte, wie in mir die Wut hochstieg. „Vergißt du

etwa die einfachsten Wörter oder gebrauchst ganz falsche, die deine Sätze unverständlich machen? Machst du dir etwas zum Essen und vergißt nicht bloß, daß du es gemacht hast, sondern auch, daß du es essen wolltest? Stellst du deine Pfanne in den Kühlschrank oder legst deinen Geldbeutel in die Zuckerdose, um sie erst viel später wieder zu finden und dich zu fragen, was in der Welt eigentlich mit dir los ist? Verirrst du dich in deiner eigenen Straße oder im Einkaufszentrum und weißt plötzlich nicht mehr, wo du bist und wie du heimfinden sollst? Vergißt du, wie man sich anzieht, und trägst manchmal drei oder vier Hemden auf einmal? Mähst du deinen Rasen drei- oder viermal am Tag? Und wenn du in deinem Telefonverzeichnis blätterst, kennst du dann plötzlich überhaupt nicht mehr die Zahlen und weißt nicht mehr, was du mit ihnen anfangen sollst? Befällt dich zehnmal am Tag grundlos plötzlich Verwirrung oder Angst? Und vor allem: kriegst du eine Wut, wenn jemand so dumm daherschwätzt wie du gerade?"

„Nein, das nicht."

„Dann hast du nicht Alzheimer", sagte ich und hängte auf. Ich wurde haßerfüllt und widerwärtig. Das ist überhaupt nicht meine Art, und ich verachte mich deswegen selbst, aber ich kann nicht verstehen, warum Leute so daherreden können. Ich muß mich besser zusammenreißen. So viele Freunde habe ich nicht, daß ich es mir leisten könnte, einen zu verlieren. Warum habe ich nicht sagen können: „Ja, offenbar hast du einen schlechten Tag gehabt" und dann das Thema gewechselt? Vor einem Jahr hätte mich eine solche Aussage noch gar nicht berührt.

Ich ließ mich in meinen Liegesessel fallen. Das Schweigen wuchs wie ein Krebsgeschwür. Meine Gedanken waren völlig verworren, und nichts ergab noch irgendeinen Sinn. ‚Vielleicht ein bißchen Musik', dachte ich. Ich schob eine Kassette von Tschaikowskys Klavierkonzert Nr. 1 mit Van Cliburn ein.

In die Musik hinein schrillte das Telefon. Zuerst wollte ich nicht abnehmen, sondern das Geschäft dem Anrufbeantworter überlassen, aber dann siegte doch meine Neugier. Ich rannte hin und griff nach dem Hörer. „Hallo", sagte ich, in der Annahme, es sei noch einmal der Bekannte von vorhin.

„Hey, Dad ... gut, daß ich dich erreiche." Es war meine Tochter Rhonda. „Stella hat mir gesagt, daß du in der Hütte bist."

„Ja, hallo, Baby Doll. Was gibt es bei dir Neues?" fragte ich.

„Ich habe da etwas, und ich möchte wissen, was du dazu meinst."

„Um was geht es, Darling?" Ich war wieder im Lot. Zumindest sie schätzte meine Meinung.

„Ich habe mich nach einem neuen Auto umgeschaut. Jetzt habe ich einen Chrysler Coupé gefunden, der mir gefällt. Ich wollte bloß wissen, was du davon hältst."

„Na ja, du weißt ja, ich hatte schon mehrere Chrysler, weil wir die jahrelang als Firmenwagen fuhren. Ich entsinne mich nicht, jemals größere Schwierigkeiten mit ihnen gehabt zu haben. Soweit ich sie kenne, sind es ausgezeichnete Autos", sagte ich.

„Ich wollte nur wissen, was du davon hältst, bevor ich es kaufe, denn es kostet eine schöne Stange Geld." Sie klang besorgt.

„Schau, Baby, du arbeitest hart. In deiner Freizeit mußt du dir etwas gönnen. Deinen Pickup behältst du für den Transport deines Boots, oder?"

„O ja! Ich glaube, den verkaufe ich niemals. Ich mag dieses Auto. Daran hängt eine solche Menge Erinnerungen", sagte sie.

„Reicht dir dein Geld, um alles zu bezahlen, mitsamt den Steuern und der Zulassung?"

„Sicher."

„Schau, daß du dich nicht zu sehr einschränken mußt, bloß weil du ein Auto kaufen willst."

„Wir stehen gerade ziemlich gut", sagte sie. Ich konnte den Stolz in ihrer Stimme hören.

„Dann würde ich zugreifen. Versuch das Beste herauszuholen. Handle hartnäckig. Wenn nötig, heule ein bißchen. Dann biete ihnen weniger an, als sie wollen. Warte ab, was passiert."

Sie lachte. „Alles klar, Dad. So mach' ich's. Und du paß auf dich auf. Ich mag dich. Bye."

Es war spät geworden, und am Fernsehen kam nichts Rechtes mehr. Die Zahl meiner Programme ist hier draußen in den Wäldern ziemlich eingeschränkt.

Am nächsten Morgen wachte ich früh auf, braute mir meine übliche Kanne Kaffee und setzte mich ans Fenster, das auf die Senke hinausgeht. Die Sonne stand noch hinter den östlichen Bergen. Nebelschwaden hingen in der Senke wie verwehender Rauch über einem Schlachtfeld. Ich hatte das Gefühl, das werde ein herrlicher Tag.

Plötzlich regte sich etwas in der Senke. Vier Rehe kamen den westlichen Abhang der Senke herauf. Ich rannte ins Schlafzimmer, um meinen Fotoapparat zu holen. Das mußte ein herrliches Bild geben, wenn ich mein Teleobjektiv vorsetzte. Als ich wieder ans Fenster kam, waren sie weg wie die Nebelschwaden in der Senke. Etwas mußte sie aufgeschreckt haben. Vielleicht ein anderes Mal.

Erst letzten Sommer (oder war es schon vorletzten gewesen?) hatte sich eine Bärenmutter mit zwei Jungen drunten am Bach herumgetrieben. Dort unten gab es eine Menge Beeren, und ich schaute ihnen stundenlang zu, wie sie fraßen und miteinander spielten. Damals hatte ich meine Kamera nicht dabei. Das war schade.

Später am selben Morgen hörte ich ein Geräusch, das mir irgendwie bekannt vorkam, aber ich konnte nicht ausmachen, was es war. „Dieses Geräusch habe ich doch schon einmal gehört", dachte ich bei mir. Ich wurde unruhig; mir fiel einfach nicht ein, was es bedeutete. Als gerade der Anrufbeantworter anfing, das Gespräch anzunehmen, wurde mir klar, daß das Geräusch, das ich nicht hatte identifizieren können, das Läuten des Telefons gewesen war. Für jeden die selbstverständlichste Sache der Welt, bloß für mich nicht ... nicht an diesem Tag.

Ich rannte schnell hin, um den Hörer abzunehmen. Es war mein alter Freund Ken Williams. Er und seine Frau waren gerade auf der Durchreise und wollten kurz vorbeischauen, um zu sehen, wie es mir gehe. Sie brauchten Anweisungen, um die Hütte zu finden. Ich zog aus meinem Geldbeutel einen handgezeichneten Lageplan, den ich darin „für den Fall der Fälle" immer bei mir trug, und las ihm genau vor, wie er fahren müsse. Dann setzte ich für sie noch eine Kanne Kaffee auf und wartete, bis sie kämen.

Es dauerte gar nicht lange, bis sie den Weg heraufführen. Als Ken an der Tür stand, umarmte er mich stürmisch.

„Das ist von Stella. Sie hat mir gesagt, falls ich dich treffe, soll ich dich stellvertretend für sie ganz fest in den Arm nehmen."

„Alles klar!" sagte ich. „Kommt doch herein!"

Ich führte sie durchs Haus und zeigte ihnen alles. Wir gingen nach oben über die Galerie und dann auf den Balkon hinaus, der einen herrlichen Blick über die Senke und den Bach unten eröffnet. Ich erzählte ihnen von den Rehen, die ich gerade gesehen hatte, und von den Bärenjungen im letzten Sommer.

„So stelle ich mir den Himmel vor", sagte Ken. „Ja, ich auch", erwiderte ich.

„Das ist einfach großartig, Larry. Ich hätte hier draußen in den Bergen nie ein solches Haus erwartet. Versenkte Badewanne, Spiegel vom Boden bis zur Decke, und dieser Teppich auf der Galerie ist herrlich."

„Den habe ich von Dr. Trahan. Als er sein großes Haus

verkauft hat und umgezogen ist, hatte er keinen Platz mehr dafür, und so hat er ihn mir vermacht."

Ich schenkte ihnen Kaffee ein und öffnete eine Tüte Kekse. „Und wie kommst du mit deiner Krankheit klar, Larry?" fragte mich Ken teilnahmsvoll.

„Ganz gut. Ich kann nicht mehr alles machen, was ich früher konnte, aber im großen ganzen geht alles ganz gut. Ich habe eine ganze Menge kleiner Tricks gelernt, um über die Runden zu kommen, wenn es wieder einmal aussetzt."

„Nur so als Frage, Larry. Bitte versteh mich nicht falsch, aber ... hast du je mit Gott darüber geredet?"

„Natürlich. Das tu' ich die ganze Zeit. Mir ist klargeworden, daß selbst Gott, der doch das Universum und alles darin erschaffen hat, bestimmte Dinge nicht tun kann."

„Jetzt aber, Larry. Sage mir etwas, was Gott etwa nicht tun kann."

„Na ja, zum Beispiel kann er fünf nicht gerade sein lassen. Er kann auch nicht die Winkelgrade in einem Kreis so verändern, daß es weniger als 360 sind. Ähnlich ist es wohl mit dieser Alzheimerkrankheit. Vielleicht kann er nichts dagegen machen, selbst wenn er wollte. Vielleicht hat er diese Krankheit zur gleichen Zeit erschaffen wie diese Narzissen, die jetzt gerade draußen blühen. Vielleicht gehört sie ins Gesamt der Dinge und ist Teil eines viel größeren Plans, der unser Fassungsvermögen völlig übersteigt."

„So habe ich das noch nie gehört. Darüber kann ich mit dir schlecht diskutieren, Larry. Du hast da ganz tiefe Einsichten. Solche Gedanken hätte ich nie in Worte fassen können", sagte er.

„Weißt du, Ken, ich habe jetzt viel Zeit zum Nachdenken. Glaube mir, ich denke viel an das Sterben. Irgendwann muß ein Schlußstrich gezogen werden ... wenn es Zeit zum Gehen ist, wenn das Leben keine Qualität mehr hat. Ich möchte lieber sechs Monate zu früh als sechs

Monate zu spät sterben. Ich hoffe, wenn meine Zeit kommt, finde ich einen Arzt, der mir hilft. Wenn nicht, mache ich es selbst. Die Wohltätigkeitsgruppen und die Regierung müssen damit aufhören, sich so an die Sterbenskranken zu klammern. Solange sie nicht in meiner Haut und in der von Millionen anderer wie mir stecken, haben sie absolut keine Vorstellung davon, worüber sie reden. Ich möchte wie jeder andere leben, Ken, aber nicht in irgendeinem Pflegeheim liegen und zum Teufel nicht mehr wissen, wer ich bin. Ich denke, Eddie Chiles hat es auf die beste Formel gebracht: ‚Nur drei Dinge möchte ich, daß die Regierung tut: unsere Küsten bewachen, die Post pünktlich zustellen und mich verdammt noch mal in Ruhe lassen.'" Ken nickte.

„Ich glaube nicht, daß es irgend jemanden auf dieser Erde gibt, der besser als der Sterbende weiß, wann genau es Zeit zum Abtreten ist. Jedenfalls weigere ich mich energisch, mir von irgend jemandem in Washington oder von einem Wohlfahrtsfanatiker in Utah oder Alabama sagen zu lassen, daß ich auf Teufel komm raus *leben* muß, genausowenig wie ich mich berufen fühle, jemandem in Kalifornien zu sagen, eine Abtreibung dürfe nicht sein. Von außen kann man sich in so etwas einfach nicht hineindenken. Entschuldige, Ken, ich wollte dir jetzt keinen Vortrag halten."

„Ist schon in Ordnung, Larry. Ich bin ganz einer Meinung mit dir." Wir redeten noch lange miteinander. Schließlich sagten sie, sie müßten jetzt gehen. Ich beschrieb ihnen eine malerische Strecke, die sie nehmen könnten. Es war eine Schotterstraße, aber sie führte durch eine siebzig bis hundert Meter tiefe Schlucht, durch die unten der „Little Red River" fließt. Wir verabschiedeten uns, und sie fuhren weg. Wieder läutete das Telefon. Es war mein Sohn Jeff; allerdings erkannte ich ihn nicht sofort. „Hey, Pa. Hier ist Jeff."

„Ich habe einen Sohn namens Jeff, aber der wohnt weit fort von hier."

„Dad, ich *bin* Jeff."

„Ich weiß, Sohn. Ich habe bloß Spaß gemacht", log ich. „Ich habe dich schon so lange nicht mehr gesehen."

„Wie geht es dir? Bist du immer noch am Studieren?"

„Mir geht es nicht so gut. Mich hat bei einer Vorführung ein Pferd abgeworfen, und ich habe mir den Steiß gebrochen. Ich bin in Kanada. Ich studiere immer noch, aber jetzt sind gerade Ferien. Ich bin viel herumvagabundiert und habe mich überall umgesehen."

„Herumvagabundiert? Bist du etwa zum ‚wandernden Scholaren' geworden?" scherzte ich.

„Hey, genau. Das muß ich meiner Freundin sagen: ich sei ein ‚wandernder Scholar'. Das wird ihr gefallen. Von meiner neuen Freundin habe ich dir doch erzählt, oder nicht?"

„Nein. Was ist aus der kleinen Deutschen geworden, mit der du die letzten Jahre zusammen warst?"

„Du kennst doch den Song: ‚She's about as gone as a girl can get.' Ich glaube, den haben sie für mich geschrieben."

„Wann bist du mit dem Studium fertig, Jeff?"

„Ich werde nächstes Jahr entweder in London oder in Paris meinen Abschluß machen."

„Das ist ja toll, Jeff. Du mußt ja mehr Auszeichnungen als ein Rassehund haben."

„Ach, wenn ich die alle zusammenzähle und einen Dollar drauflege, reicht's gerade zu einer Tasse Kaffee."

„Ich habe schon gemeint, du wirst zum Berufsstudenten. Du hast sogar deine Schwester überrundet. Sie hat voriges Jahr ihren Abschluß gemacht. Da war sie 28, glaube ich."

„Ja, ich habe sie um vier Jahre überboten."

„Man braucht mehr als ein Studium, um es in dieser Welt zu etwas zu bringen, Junge. Da habe ich einmal eine gute Geschichte gehört. Der Mann, der sie mir erzählt hat, hat beteuert, sie sei nicht erfunden. Möchtest du sie hören?"

„Gern."

„In England, in London, lebte während des Krieges ein Mann. Er war in einer Kirche angestellt; er hielt sie sauber, organisierte allerlei, läutete sonntags die Glocken. Sein einziges Problem war, daß er weder lesen noch schreiben konnte. Nach dem Krieg beschlossen die Kirchenältesten, ihre Angestellten zu befördern; aber einen Angestellten, der Analphabet war, konnten sie nicht brauchen. Sie gaben ihm sechs Monate Zeit, um lesen und schreiben zu lernen. Er mochte jedoch versuchen, was er wollte, er schaffte es einfach nicht. Sie entließen ihn, und er ging heim und berichtete es seiner Frau.

,Was sollen wir jetzt machen?' fragte sie ihn.

,Na ja, ich hätte schon immer gern einen Tabakladen aufgemacht. Wir haben ein bißchen etwas zusammengespart. Ich würde es gern damit versuchen.'

Er eröffnete einen Tabakladen und hatte recht guten Erfolg. Innerhalb von zehn Jahren besaß er über ganz England verstreut ein Dutzend Läden und hatte über eine Million Pfund Vermögen beisammen. Eines Tages sagte ihm sein Bankmann bei einem Banktermin, seine große Geldsumme liege zu sehr brach. Er solle sie doch in Aktien und Investments anlegen und für sich arbeiten lassen.

Um es kurz zu machen: Schließlich kam heraus, daß der Mann weder lesen noch schreiben konnte. ,Das glaube ich nicht', sagte der Bankmann. ,Mensch, ist Ihnen klar, was Sie heute sein könnten, wenn Sie nur lesen und schreiben könnten?' – ,Oh, das weiß ich ganz genau, wo ich dann wäre', sagte der Mann. ,Ich wäre da drüben in der Kirche der Küster.'

Jeff, du verstehst, was ich damit sagen will. Man braucht mehr als eine Ausbildung. Eine Menge mehr. So wie der

Milliardär Howard Hughes: es machte ihm nichts aus, bei einem riskanten Manöver eine Million Dollar zu verlieren. Wenn er eine verlor, wartete irgendwo da draußen schon wieder eine neue auf ihn. Eine Menge Leute sagen von Anfang an immer wieder: ‚Das kann ich nicht', und damit hat es sich für sie. Die innere Einstellung, die Begeisterung, die Risikofreude und, natürlich auch, eine solide Ausbildung – das alles spielt eine wichtige Rolle."

„Du brauchst dir um mich keine Sorgen zu machen, Dad. *Das kann ich nicht* war noch nie eine Redensart von mir."

„Ich weiß das, Junge. Ich mache mir auch nie um dich Sorgen. Du schaffst es."

„Danke, Pa, für deine weisen Worte. Aber jetzt mache ich besser Schluß, sonst kann ich meine Telefonrechnung nicht mehr bezahlen." Ich legte den Hörer auf und rief dann unverzüglich Stella an, um ihr meinen heutigen Tag zu schildern. Ich bin nicht mehr besonders gewandt beim Telefonieren, und ich muß mindestens dreimal eine falsche Nummer gewählt haben, bis ich schließlich Stella an der Strippe hatte. Mit einer der verkehrten Nummern wurde ich mit jemandem in Tampa, Florida, verbunden. Das war ein so freundlicher Mensch, daß wir uns fast eine Stunde lang unterhielten, ehe ich wieder auflegte.

„Meinst du nicht, es wäre an der Zeit, daß du wieder heimkommst?" fragte mich Stella.

„Im Augenblick ist das schlecht. Sie haben für heute nacht dreißig Zentimeter Schnee angesagt. Bei diesem Wetter möchte ich nicht fahren."

„Ja, ich glaube, das wäre nicht so gut", sagte Stella. „Hast du noch genug Holz zum Heizen und Lebensmittel?"

„Ja natürlich. Ich habe doch die Wärmepumpe, die Aaron installiert hat, als er das letzte Mal hier war. So brauche ich gar kein Holz, es sei denn, der Strom fällt aus, und

Lebensmittel habe ich noch so viele, daß sie mir bestimmt für ein, zwei Wochen reichen."

„Na gut, dann bleib noch, solange du willst. Wird es dir nicht zu einsam?"

„Nein. Ich habe heute ständig den Telefonhörer am Ohr gehabt. Vielleicht muß ich einen Kredit aufnehmen, um die Rechnung bezahlen zu können. Und dann habe ich ja Tricksie und Bubbles..."

„Tricksie und Bubbles?"

„Die beiden neuen Dienstmädchen, die ich angestellt habe."

„Ich komme sofort dieses Wochenende, Larry, und räume bei dir gründlich auf", sagte sie lachend. „Ich lieb' dich, du Niete."

„Danke gleichfalls, Stel."

Diese Woche hatten wir dann tatsächlich insgesamt 33 Zentimeter Schnee. Ich verbrannte eine schöne Menge Holz. Als der Schnee binnen weniger Tage wieder weggeschmolzen war, fuhr ich nach Louisiana zurück.

Kapitel 12

Ein weltberühmtes Schwein

Eines Morgens war ich gerade vom Café zurückgekommen, als mich Stella anfuhr. „So geht es mit diesem Schwein nicht weiter, Larry. Du mußt etwas unternehmen", sagte sie mit ziemlichem Abscheu.

„Warum, was ist denn los, Stel?"

„Gestern kam Floyd mit einem Stemmeisen heim, und ich weiß nicht, wo er das her hat. Uns gehört kein Stemmeisen."

„Ja, ich glaube, du hast recht. Deena (unsere Nachbarin gleich nebenan) hat ihn neulich mit einer Schaufel im Maul die Straße entlanglaufen sehen. Ich weiß auch nicht, wo er die mitgenommen hat."

„Damit muß jetzt Schluß sein, Larry. Bis jetzt haben unsere Nachbarn großes Nachsehen mit ihm gezeigt, aber wenn er so weitermacht, ihnen ihre Geräte fortzuschleppen, werden sie das bald nicht mehr mitmachen."

„Er macht die Sachen ja nicht kaputt, Stel. Ich denke, die meisten Nachbarn mögen ihn. Wenn sie ihm beim Joggen über den Weg laufen, bleiben sie immer stehen und reden mit ihm."

„Ich weiß, was du meinst, Larry, aber du kannst ihn nicht die ganze Zeit in der Nachbarschaft herumstreunen und alles auflesen lassen, was ihn interessiert. Was würdest du sagen, wenn ein fremder Hund deinen Rasenmäher fortschleppen würde?"

„Also gut, ich kümmere mich darum. Ich gehe ins Hausratgeschäft und besorge ein Ladegerät und Draht. Dann zäune ich hinten im Hof ein Stück ab, wo er drinbleiben muß."

Die nächsten Tage war ich damit beschäftigt, hinten im Hof ein Gelände mit Pfosten zu versehen, Stahldraht über Isolatoren zu spannen und ihn schließlich an ein kleines elektrisches Ladegerät anzuschließen. Es dauerte nicht lange, bis Floyd mit seinem Rüssel an den Draht hinkam. Sein Quietschen konnte man im gesamten Wohnblock hören. Er rannte in die Mitte des Hofs und blieb dort eine ganze Stunde lang stehen, mit steil aufgerichtetem Schwanz und gesträubten Borsten auf dem Rücken wie ein tollwütiger Hund. Er hatte seine Lektion gut gelernt. Danach traute er sich nie mehr näher als drei Meter an den dünnen Draht heran. Auch von mir wollte er zwei oder drei Tage lang überhaupt nichts mehr wissen. Irgendwie wußte er, daß ich es war, der ihm das angetan hatte. Schließlich gewann ich seine Gunst wieder mit Hilfe der Geleebonbons. Für ein Geleebonbon würde er sogar über eine Leiter klettern.

Ich bringe es wirklich kaum übers Herz, ihm wehzutun. Er ist mir immer ein so guter Freund gewesen. Stella sagt, immer wenn ich ohne ihn in die Hütte fahre, liege er nur noch vor der hinteren Eingangstür und trauere, bis ich wieder da sei.

Floyd ist im Begriff, ein weltberühmtes Schwein zu werden. Erst gestern telefonierte ich mit einer Bank in Ohio über ein Visa-Konto. Als wir mit dem Geschäftlichen fertig waren, fragte mich die Dame am Telefon: „Übrigens, wie geht es Floyd?" Ich wußte nicht, was ich sagen sollte. Ich wollte, ich hätte zurückgefragt, woher sie Floyd kannte, aber ich war so perplex, daß ich nur zur Antwort gab: „Es geht ihm gut. Ich richte ihm einen schönen Gruß von Ihnen aus." Ich legte den Hörer auf und wundere mich immer noch, wie die Kunde von Floyd bis nach Ohio gelangt sein soll.

Es war noch gar nicht so lange her gewesen, daß ich eine Postkarte von einem Arzt in Oregon bekommen hatte. Er bat mich um ein Foto von Floyd, wie er auf den Hinterbeinen steht und um ein Geleebonbon bettelt. Stella hat ihm eines geschickt, mit einem Begleitbrief und der Frage, woher er Floyd kenne. Bislang haben wir noch keine Antwort erhalten.

_____ Kapitel 13 _____

Lachen heilt vieles

Vor einiger Zeit erhielten wir ein Päckchen voller Informationsmaterial von der „Alzheimer's Association". Eine Broschüre bot Informationen über ein neues Programm mit dem Titel „Wieder gut heimkommen". Dabei handelt es sich um ein landesweites, in den einzelnen Gemeinden organisiertes Sicherheitsnetz, das hilft, Menschen mit Gedächtnisausfällen zu identifizieren, ihren Wohnort herauszufinden und sie wieder heimzubringen. Zu diesem Programm gehört ein Armband oder eine Halskette, worauf die Personalien eingraviert sind; Wäschezeichen und Karten für den Geldbeutel zur Identifikation des Betreffenden; das Registriertwerden in einer nationalen Datenbank und eine gebührenfreie, 24 Stunden besetzte Rufnummer, bei der man sich melden kann, wenn man jemanden mit Alzheimer verliert oder findet.

Obwohl ich im Geldbeutel eine solche Karte bei mir habe und ein Armband mit meinen Personalien trage, hielt es Stella für eine gute Idee, mich in diesem neuen Programm registrieren zu lassen. Dazu gehörte ein Antragsformular, das eine Menge Informationen abfragte, einschließlich der Adressen und Telefonnummern von Bekannten und Familienangehörigen.

Stella war zu beschäftigt, um sich gleich dieses Formulars annehmen zu können, und es lag einige Tage herum, ohne daß sich einer von uns weiter darum gekümmert hätte. Eines Nachmittags, als ich nicht viel zu tun hatte, beschloß ich, schon einmal so viel auszufüllen, wie ich selbst hinbrachte. Ich arbeitete ungefähr eine Stunde daran und legte es dann beiseite. Ungefähr eine Woche danach sagte ich zu Stella, wir sollten doch wohl den Antrag vollends ausfüllen und ihn an die Organisation einschicken. Sie schaute sich an, was ich schon eingetragen hatte. Nie habe ich sie in all den Jahren, die ich sie kenne, so schallend lachen hören wie bei dieser Gelegenheit.

„Larry, welches Geschlecht hast du?"

„Was für eine dumme Frage, Stel", gab ich zur Antwort.

„Wo im Formular ‚Geschlecht' steht, hast du ‚keines' hingeschrieben", sagte sie und lachte immer noch.

„Wir sollen doch alles genau angeben, oder?"

„Ja, aber wenn du zu genau bist, gibt das ja ein sehr schlechtes Bild von uns."

„Weißt du, das erinnert mich an die Bewerbungsschreiben, die ich immer bekam. Eine Dame, die sich um eine Stelle als Sekretärin bewarb, schrieb beim Fragepunkt ‚Sex': ‚Nur einmal, in Baton Rouge.' Ein anderer schrieb zur Frage: ‚Gewünschtes Gehalt' ‚Ja'. Ich nahm ihn. Er war der einzige Angestellte, den ich hatte, der genau wußte, was er wollte."

Wir lachten, bis ich ganz außer Atem war.

„Also, ich ändere deine Antwort ab in ‚männlich'."

„Natürlich. Ich entsinne mich nicht einmal mehr dieser Frage", sagte ich wahrheitsgetreu. „Weißt du, vielleicht ist das alles sowieso für die Katz."

„Warum sagst du das?"

„Ich bin mir nicht sicher, ob ich wirklich Alzheimer habe. Es könnte ja auch etwas anderes sein."

„Larry, mindestens zehn Neurologen, ein Psychiater, ein Allgemeinmediziner und ein ganzes Team an der LSU-Psychiatrie-Abteilung sagen, du habest diese Krankheit."

„Vielleicht täuschen sich alle. Vielleicht hat mich eine Tsetse-Fliege oder sonst etwas gestochen. Ich bin ein Waage-Mensch. Vielleicht sind bloß meine Planeten gerade etwas aus dem Lot. Vielleicht ist es bloß ein bißchen Verkalkung. Wenn es in den USA vier Millionen Alzheimerpatienten gibt, warum habe ich da noch nie einen getroffen, der so ist wie ich?"

„Es gibt sie, Larry. Bloß läufst du ihnen nicht in deinem Café über den Weg."

„Warum nicht? Wenn *ich* ins Café gehen kann, warum dann nicht auch *sie*?"

„Die Welt ist groß, Larry. Nicht alle leben hier."

„Nur *einen* möchte ich treffen, Stel, nur *einen*."

„Das wirst du schon tun ... irgendwann."

„Ich bin gerade dabei, mir darüber keine Sorgen mehr zu machen. Du wirst schon sehen, mir wird es wieder gutgehen."

„Baue nicht zu sehr darauf, Larry. Vielleicht kommt das nie wieder. Übrigens, Brenda hat gesagt, sie habe dich gestern in der Bücherei getroffen, und ihr hättet eine Zeitlang miteinander geredet."

„Ach ja, ich entsinne mich", log ich, „das hübsche Mädchen, das nach einem Buch suchte."

Ich stellte mir vor, das müsse auf die Situation „Bücherei" passen.

„Jedenfalls, was hast du in der Bücherei getan?" fragte Stella.

„In der Bücherei? Ach, ich habe nach einem Buch geschaut, in dem steht, wie man ein Opossum zubereitet. Ich habe jetzt gerade eines im Herd. Ich habe die Sendung *You Can Cook* angeschaut, aber die hat mir nicht viel gebracht. Zu welchem Zeitpunkt muß man eigentlich die Kartoffeln dazugeben?"

Sie verkannte den Spaß. „Ich bekomme von dir nie eine direkte Antwort", sagte sie.

Ich ging hinaus, um Floyd zu füttern. Er trug einen Schraubenzieher im Maul. Ich schwöre, ich weiß nicht, wo er all das Zeug auftreibt; aber vielleicht kann ich ihn ein bißchen dressieren. „Buick, Floyd ... bring einen Buick heim, komm!"

Kapitel 14

Das Illegalsystem

So sehr wir auch wünschen, unsere Bekannten möchten aufrichtig, ehrlich und offen sein – sie sind es nicht immer. Manche halten ein einmal gegebenes Wort, während andere auf jede erdenkliche Weise nur ihren eigenen Vorteil suchen.

Meine zwei Kinder und ich besitzen ein Haus, das ich kurz nach dem Tod meiner Frau vermietet habe. Im Anfangsstadium meiner Demenz hatte ich einige Monate lang völlig vergessen, die Miete einzuziehen. Als Stella anfing, sich um meine Finanzen zu kümmern, fragte sie mich nach dem Haus. Ich sagte zu ihr, meines Wissens hätte ich es schon lange verkauft. Aber als sie meine Papiere durchforstete, stellte sie fest, daß die Mieter jeden Monat pünktlich die Miete auf mein Konto überwiesen hatten. Das war also gar kein Problem, abgesehen davon, daß Stella meine Bankauszüge erst mühsam zusammensuchen mußte. Mich interessierte das nicht weiter, denn ich war mit allem zufrieden, solange ich über genügend Dollars verfügte, um mit meinem Konto nicht in die roten Zahlen zu kommen. Den einen Monat wurde es etwas knapp, den anderen war wieder etwas mehr da. Das war kein Problem.

Diese Geschichte mit dem Haus und einige andere Dinge waren der Grund dafür, daß Stella anfing, sich nach ärztlicher Hilfe für mich umzusehen. Der springende Punkt ist, daß die Mieter meine Schwäche hätten ausnützen können, aber sie haben es nicht getan.

Das Gegenstück dazu ist, daß ich einem Bekannten, einem prominenten Geschäftsmann, mit dem ich viele Jahre zusammengearbeitet habe, etwas Geld geliehen hatte. Zwanzigtausend Dollar, um es genau zu sagen. Seine Frau hatte sich von ihm scheiden und sein ganzes Geld vom Gericht pfänden lassen. Er hatte sein Geschäft weiterführen und etliche Gehälter auszahlen müssen. Obwohl ich ihn nicht darum gebeten hatte, hatte er mir den Kredit, mit acht Prozent zu verzinsen, schriftlich bestätigt und die Rückzahlung auf Verlangen zugesagt. Ich hatte ihm gesagt, daß ich ihm voll vertraue und daß die Quittung, und vor allem die Zinsen, nicht notwendig seien. Er hatte darauf bestanden und gesagt, er wolle mir alles zurückzahlen, sobald das Gericht seine Konten wieder freigebe.

Ich hatte diesen Mann viele Jahre gekannt und mit ihm zusammengearbeitet, und ich wußte, daß er ein erfolgreicher und zäher Geschäftsmann war. Ich hatte seine Frau und Kinder gekannt. Bestimmt hundertmal oder öfter habe ich mit ihnen gefrühstückt und zu Mittag gegessen. Ich hätte ihm um mein Leben vertraut. Jetzt bin ich froh, daß ich ihm wenigstens nur mit meinem Geld vertraut habe.

Wenn man versucht, zwei Haushaltungen, von denen jede über zwanzig Jahre lang selbständig bestanden hat, zu einer einzigen zu verschmelzen, fällt allerhand „Zeug" an – Dinge, die Erinnerungen wachrufen, wenn man sie anrührt, in der Hand hält oder umräumt. Jeder von uns trägt in sich ein Archiv von Erinnerungen aus seinem ganzen Leben; diese vielen kleinen Dinge scheinen es aufzuschließen und die Erinnerungen wieder zu Bewußtsein zu bringen – die schönsten und gelegentlich auch die schlimmsten.

An diesem besonderen Tag sortierten Stella und ich Haushaltsgegenstände, um mein Haus für die neuen Mieter zu räumen. Nancys Gegenwart war überall spürbar. Stella bekam einen ganz neuen Zugang zu dieser Frau, die mein Leben 27 Jahre lang geteilt hat, und zwar vor allem über die vielen „kleinen" Dinge – Dinge, die für niemand außer Nancy etwas bedeuteten. Ihre Initiale N auf einer Anstecknadel; ein kleines, duftiges Taschentuch, in das ihr Name gestickt war; ihr erstes Abzeichen als Krankenpflegerin; die Dekoration einer Hochzeitstorte mit Bräutigam und Braut; sogar ein Anstecker mit der Aufschrift „Beste Pflegerin der Welt", den eines der Kinder für sie gekauft hatte, nachdem sie ihr Abschlußdiplom erhalten hatte.

„Das war ihr Leben", dachte Stella laut vor sich hin. „Alle diese Sachen sollten wir Rhonda geben." Sie waren nur für ein Familienmitglied Nancys von irgendwelchem Wert. So hob Stella alle diese kleinen Dinge liebevoll auf. „Ich tu' sie erst einmal beiseite, Larry. Später, wenn ich Zeit dafür habe, mache ich irgendeine Collage daraus."

„Das wäre wunderbar, Stel. Rhonda sollte sie bekommen. Jeff hat nicht viel Sinn für solche Dinge. Mit ‚Sachen' kann er nicht viel anfangen."

Jeff ist ein anderer Menschentyp. Er würde nie mehr als sechs- oder siebenhundert Dollar für einen Pickup-Laster ausgeben. Wenn sein alter den Geist aufgibt, verschrottet er ihn und kauft sich wieder einen für sechs- oder siebenhundert Dollar, und so weiter.

Einmal habe ich ihn gefragt: „Jeff, warum kaufst du dir nicht einen neuen Truck?"

„Ich muß niemand imponieren."

„Du hast recht", sagte ich.

Jeff ist zur falschen Zeit geboren. Ungefähr 200 Jahre zu spät. Obwohl er überqualifiziert ausgebildet ist (mit 32 studiert er immer noch), fühlt er sich am ehesten in den Wäldern oder Bergen von Colorado daheim oder auf der Jagd nach Wildpferden in Wyoming, und nicht unter vielen Menschen.

Inzwischen hatte ich eine ganze Menge Sachen in Kartons verpackt und sowohl das Auto als auch den Pickup damit beladen, und wir waren unterwegs zu Stellas Haus.

Wir stapelten und sortierten die Kartons, einen um den andern, um zu entscheiden, was wir hierbehalten und was wir in die Hütte bringen sollten. Stella schnappte sich einen der Kartons und rief mir zu: „Meine Güte, Larry, was hast du denn *da* drin? Das kann ich ja nicht einmal aus dem Auto heben."

„Das sind alte Silbermünzen und Goldschmuck ... für einen kommenden Regentag."

„Ja, richtig ... genau, was wir brauchen ..., um ausgeraubt zu werden! Du brauchst für alle diese Sachen ein sicheres Schließfach."

„Kommt nicht in Frage. Ich traue den Banken mit ihren sicheren Schließfächern nicht. Ich möchte das lieber irgendwo verstecken, wo ich es jederzeit, wenn ich will, ausgraben kann. Schau, ich bräuchte ja ein Fach, so groß wie eine Badewanne."

Wir machten uns daran, die Schachteln mit Münzen aufzumachen und nach einem stärkeren Karton zu suchen, in den wir sie alle hineinpacken konnten.

Während wir die Münzen umräumten, entdeckte Stella einen Umschlag, der in die Schachtel gesteckt war. „Was ist denn das?" fragte sie mich.

„Hm, ich weiß das auch nicht mehr. Schau doch hinein. Vielleicht sind es die Papiere von unserem Hund."

„Ja, hier sind Maggies Papiere, aber da ist auch ein Schreiben über zwanzigtausend Dollars, zahlbar an dich, Larry, mit acht Prozent Zinsen. Ist dir das ausbezahlt worden?"

„Nein."

„Larry, da steht drauf: ‚Zahlbar auf Verlangen.'"

„Na ja, verlangt habe ich es schon. Er hat mir gesagt, er werde mir das Geld gleich überweisen, sobald er zahlungsfähig sei. Ich vermute, er ist halt noch nicht zahlungsfähig."

„Wahrscheinlich mußt du es gerichtlich einfordern. Dieses Schreiben verfällt in absehbarer Zeit."

„Nein, noch nicht, Stel. Siehst du, einmal hat er mir sechshundert Dollar zurückgezahlt. Dadurch wird die Gültigkeit um fünf Jahre verlängert."

„Also gut, ich nehme es an mich und gebe es unserer Rechtsanwältin, wenn wir mit dem Einräumen fertig sind."

In der darauffolgenden Woche holte sich Stella einen Termin bei Lisa, unserer Rechtsanwältin, und wir machten uns daran, diese überfällige Schuld einzufordern. Ich wußte, daß das seine Zeit dauern würde; andererseits sind zwanzigtausend Dollar eine Summe, die man nicht einfach in den Kamin schreibt.

Lisa verschickte die Rückzahlungsaufforderung für die Kreditsumme plus Zinsen. Es waren so ungefähr neunundzwanzigtausend Dollar, minus der zurückgezahlten sechshundert Dollar.

Die Antwort lautete: „Die Forderung ist zu vage und vieldeutig, als daß ihr entsprochen werden könnte. Bezieht sich die Zahlung auf die Zinsen oder das Kapital?"

Unsere Antwort: „Laut Gesetz müssen Zahlungen dieser Art auf die Zinsen bezogen werden."

„Wir machen zur Bedingung, daß die Zahlung für die Tilgung der Zinsen gilt; aber mein Klient hat tatsächlich überhaupt keine Zahlung geleistet", war ihre Antwort.

Stella sah noch einmal alle meine Bankauszüge durch und fand eine Stelle, wo eine Gutschrift meines Gläubigers auf mein Konto ausgewiesen war. Die Bank lieferte ihr eine Kopie des Schecks und des Einlieferungs-Abschnitts.

„Das war ein Geschenk", war ihre Antwort darauf.

„Dann muß das Gericht entscheiden", sagte ich zu unserem Anwalt.

Ein Gerichtstermin wurde anberaumt.

Am Tag der Anhörung rief der Richter vor der Verhandlung die Anwälte in seine Kanzlei. Er eröffnete ihnen, meine Gegner hätten ihn ein oder zwei Tage vorher zum Essen eingeladen, und er bot an, deswegen diesen Fall an einen anderen abzutreten. Wir meinten, es sei etwas Alltägliches, wenn sich Leute gelegentlich gegenseitig zum Essen einladen, und der Richter könne ja trotzdem die Fakten zur Kenntnis nehmen und ein gerechtes Urteil sprechen. So sagten wir ihm, diese Essenseinladung betrachteten wir nicht als Problem, und er solle ruhig zur Anhörung schreiten.

Ich machte als erster meine Aussage. Es dauerte nicht lange, bis der Verteidiger beim Thema Alzheimerkrankheit einhakte. „Stimmt es, Mr. Rose, daß bei Ihnen die Alzheimerkrankheit diagnostiziert worden ist?"

„Ja."

„Stimmt es auch, daß Sie sich zeitweise an bestimmte Dinge nicht erinnern können und daß Sie sich auf dem Weg von daheim bis zu Ihrem Stammcafé verirren?"

„Ja."

„Stimmt es, daß Sie sich bei der Aufnahme Ihrer Personalien nicht an Ihre Anschrift erinnern konnten?"

„Ja."

„Stimmt es, daß mein Klient Ihnen den Betrag ganz zurückerstattet hat, und daß Sie sich einfach nicht daran erinnern können?"

„Nein. An emotional wichtige Dinge kann ich mich erinnern."

Und so ging es weiter. Als der Angeklagte vernommen wurde, war er brillant. Offensichtlich war er genau präpariert. Er hatte alle seine Antworten schriftlich vor sich liegen. Ja, er habe mir ungefähr sechs Monate, nachdem ich ihm das Geld geliehen hatte, alles zurückbezahlt. Er habe es mir bar gegeben. Ja, ich hätte ihm eine Quittung gegeben, aber er habe sie weggeworfen (das ist ein Geschäftsmann, der pro Jahr Millionen von Dollar umwälzt). Der an Larry Rose ausgestellte Scheck über sechshundert Dollar? Das sei ein Geschenk gewesen, weil Larry ein so sympathischer Mensch sei.

Ich glaubte keine Minute, daß der Richter ihm das abkaufen würde. Als alles vorbei war und das Urteil verlesen wurde, konnte ich es nicht glauben.

Das Urteil lautete, Gesetz und Evidenz sprächen für den Beklagten, weshalb meine Klage abgewiesen sei und ich die Gerichtskosten zu tragen hätte.

Als wir den Gerichtssaal verließen, sagte Lisa zu mir: „Ich bedauere das sehr, Larry. Ich kann es gar nicht glauben, daß der Richter so entschieden hat."

„Ist schon in Ordnung, Lisa. Sie haben Ihr Bestes getan. Mehr hätte ich von niemandem erwarten können."

„Aber Larry, *neunundzwanzigtausend Dollar!*"

„Die bringen mich nicht um. Sollen wir Einspruch erheben?"

„Dieser Richter wurde erst kürzlich als der beste im Bundesstaat gekürt. Einen Einspruch würde kein Mensch überhaupt anschauen."

„Dann bleibt uns nur, daß wir heimgehen und heulen."

Auf dem Heimweg sagte Stella zu mir: „Ich kann es einfach nicht glauben, Larry. Alles hat für dich gesprochen. Sie hatten keinerlei Gegenbeweis."

„Das ist eine Sache der Politik, Stel. Ich habe die Wahrheit gesagt; meine Gegner haben den Richter zum Essen eingeladen. Siehst du, wie das funktioniert? Im Dunst einiger Martinis vermischen sich Wahrheit und Lügen. Steigere dich nicht zu sehr hinein. Es gibt ein höheres Gericht, das sich solcher Dinge annimmt. Gott wird zu seiner Zeit sein Urteil sprechen. Jemand hat einmal gesagt: ,Du hast mir ein Unrecht zugefügt, aber ich mache dir nicht den Prozeß; die Gerichte arbeiten zu langsam. Ich *ruiniere* dich.'"

„Denk daran, was Gott gesagt hat, Larry ... ,Mein ist die Rache.'"

„Ja, lassen wir das auf sich beruhen. Wenn er stirbt, wird das Geld seine gute Verwendung finden – seine Kinder können dafür jede Menge Klageweiber und Sargträger anstellen."

„Nehmen wir seinen Namen einfach nicht mehr in den Mund."

„Das fällt mir nicht leicht. Er war einmal mein Freund. Aber mehr noch bin ich entsetzt über unser Gerichtssystem – wir haben kein ‚Rechtssystem', es ist nur ein ‚Legalsystem'. Nein, ich muß es anders sagen: es ist ein ‚Illegalsystem'. Mir geht diese Geschichte mit der Essenseinladung nicht aus dem Kopf. Vielleicht hätte ich diesen Hundesohn von Richter vorher in den Arm nehmen sollen."

„Hast du Probleme mit den Wörtern ‚was, wann und wo', Larry?"

„Ja. Das sind schwierige Wörter, die ich kaum mehr in meinen Kopf hineinkriege. Wenn du mich fragst: ‚Wann bist du vom Café zurückgekommen?', kann es sein, daß ich zur Antwort gebe: ‚In der Johnston Street'."

„Das habe ich mir gedacht. Vielleicht hat aus dem Grund der Richter gegen dich entschieden. Du warst zeitweise schwer zu verstehen."

„Vielleicht sollte es ein Gericht für Alzheimerpatienten geben. Ich würde allen, die unter Gedächtnisausfällen leiden, raten, sich nicht auf Gerichte einzulassen. Wer nicht reden kann, kann nicht gewinnen. Weißt du, ich habe immer gemeint, die Polizei sei unser Freund und Helfer, und wenn Not am Mann sei, würde sie uns jederzeit beistehen. Und jetzt haben wir alle im Fernsehen das Video gesehen, wo eine Gruppe Polizisten in Kalifornien einen Mann windelweich geprügelt hat. Und dann sagen sie, was wir gesehen hätten, sei nicht das, was wir gesehen hätten. Das FBI und der ATF haben einer Gruppe von Bürgern in Waco den Krieg erklärt, weil sie andere Überzeugungen hatten als die meisten von uns. Offen gesagt, ich möchte mich lieber vor dem FBI als vor einer Gruppe von Predigern schützen lassen. Es gab eine Zeit, da konnte man darauf bauen, daß das System gerecht reagierte, aber das ist nicht mehr der Fall."

„Ich glaube nicht, daß du jemals dieses Gerichtsurteil ganz verwinden wirst, oder?"

„Nein! Ein alter Spruch lautet: ‚Füttere einen hungrigen Hund, und er beißt dich nie mehr.' Anscheinend gilt er nicht bloß für Hunde, sondern auch für Menschen."

„Ich habe gehört, wie einer der Gerichtsangestellten den Richter gefragt hat, warum er so entscheiden konnte, und der Richter hat gesagt: ‚Larry war nicht emphatisch genug'", sagte Stella nach einigem Nachdenken.

„Verflixt, ich weiß nicht, was das bedeutet."

„Emphatisch? ... Überzeugend, nachdrücklich, energisch, hartnäckig."

„Du willst also damit sagen: Als er behauptete, er habe mir alles bar zurückgezahlt und ich hätte es nur vergessen, hätte ich aufstehen und schreien sollen: ‚Du lügst, du lügst!', und ich hätte mein Geld gekriegt?"

„Nein, nein, nein, Larry", sagte sie lachend. „Du hättest bloß nicht so oft ‚äh ..., äh ...' sagen sollen."

„Dagegen kann ich nichts machen, Stel. Manchmal kommen mir einfach die Wörter nicht. Aber ich werde mir das für das nächste Mal merken, wenn ich wieder jemandem zwanzigtausend Dollar leihe und er sie mir nicht zurückzahlt."

Kapitel 15

Diana

Wenn man Glück hat, begegnet man hie und da jemandem, durch den sich das eigene Leben verändert. Manche Leute kennt man sein Lebtag, und trotzdem wird man nie warm mit ihnen. Andere kennt man erst fünf Minuten, und man knüpft eine lebenslange Freundschaft. Das ist mir mit Diana McGowin passiert. Ich sah sie zum ersten Mal in einer Fernsehshow mit dem Titel *Prime Time Live*. Ich sah mit großem Interesse zu, und ich sagte zu Stella: „Das ist das erste Mal, daß ich einen Menschen gesehen habe, der genau so wie ich Alzheimer hat. Wir haben genau das gleiche Alter, und als es angefangen hat, waren wir auch gleich alt. Wir können noch gehen, uns unterhalten und, mit wenigen Ausnahmen, noch unsere Funktion in der Gesellschaft erfüllen. Ich muß sie unbedingt näher kennenlernen."

Am nächsten Tag rief ich die Telefonauskunft der Stadt, in der sie wohnt, an. Zu meiner Überraschung gab mir die Auskunft unverzüglich eine Nummer. ‚Das ist sicher die Nummer von einer anderen Diana McGowin', dachte ich mir; aber ich wählte trotzdem diese Nummer. Das schlimmste, was mir passieren kann, ist, daß sie nicht mit mir reden will oder daß ich die falsche Nummer habe.

Sie war direkt am Apparat.

„Sie kennen mich nicht", sagte ich. „Sind Sie die Dame mit der Alzheimerkrankheit?"

„Ja, die bin ich", sagte sie.

„Mein Name ist Larry Rose. Ich habe das gleiche Alter wie Sie, und ich habe auch die Alzheimerkrankheit."

„Nett, Sie kennenzulernen, Larry. So haben wir den gleichen Weg vor uns."

Wir redeten ungefähr zwei Stunden lang über alles nur Erdenkliche unter der Sonne und kamen „von Hölzchen auf Stöckchen", wie man sagt. Wir erzählten einander in aller Ausführlichkeit unsere Lebensgeschichten – wann und wo wir geboren sind, bis zum Zeitpunkt, wo bei uns Alzheimer diagnostiziert worden ist, und über unsere Schwierigkeiten, mit dieser Krankheit richtig umzugehen. Es war, als wären wir Zwillinge, die nur von Geburt an getrennt gelebt hatten.

Dann redete sie noch einige Minuten mit Stella, ehe wir schließlich aufhörten.

Wenige Tage danach erhielt ich von Diana einen Brief. Sie schrieb mir, wie sehr es ihr wohlgetan habe, von mir zu erfahren, und daß ihr die meisten, die bei ihr angerufen hätten, davon erzählt hätten, bei ihnen sei vor kurzem die Alzheimerkrankheit diagnostiziert worden, weshalb sie alle ziemlich stark deprimiert gewesen seien. Bei mir, schrieb Diana, sei das ganz anders gewesen. Das Gespräch mit mir habe ihr so viel Auftrieb gegeben, daß sie noch Tage nach unserem Gespräch immer wieder vor sich hingelächelt habe.

Wir bleiben weiter in Verbindung, wechseln Briefe, rufen uns gegenseitig an oder schicken einander Videokassetten. Ich habe ihr ein Video von Stella geschickt und von Floyd, wie er sich auf den Hinterbeinen aufrichtet und um ein Geleebonbon bettelt. Sie ihrerseits hat mir ein Video mit ihrem Haus und der Umgebung geschickt. Wann immer ich mich deprimiert fühle, muß ich nur ihr Video in das Gerät schieben, und nach wenigen Minuten kann ich schon lachen wie verrückt.

Bei einer unserer Unterhaltungen fragte sie mich, ob ich alle meine Lebensziele erreicht hätte. „Ich habe nie Ziele im Leben gehabt, Diana. Ich hatte immer nur Träume."

„Nur Träume? Das verstehe ich nicht."

„Träume kann man variieren, Diana, aber Ziele kann man nie auswechseln. Ich habe immer davon geträumt, eines Tages nach Peru zu gehen und durch den Regenwald zu streifen, durch echten Dschungel – denn ‚Regenwald' ist nur ein harmloser Name für ‚Dschungel' – und nach Inka-Ruinen zu suchen. Ich hegte diesen Traum, bis ich wirklich hinkam und einen Blick auf diesen Dschungel warf. Binnen zwei Minuten war ich aus diesem Traum erwacht. Niemand, der noch ganz richtig im Kopf ist, wird sich dort hineinwagen. Wenn ich nun ein Archäologe gewesen wäre, der es sich hartnäckig zum Ziel gesetzt hat, das hinzukriegen, hätte ich nicht aufgeben können. Ich hätte trotzdem in den Dschungel hinein müssen. Mein ganzes Leben lang habe ich Träume gehabt, Diana, einen um den andern. Wenn man dann an den Punkt kommt, wo man in seinem Leben mehr Dinge bedauert als erträumt, ist man am Ende."

Diana ermutigte mich zum Schreiben; ich sollte immer das Äußerste aus mir herausholen. Über sie habe ich mindestens zehn andere kennengelernt, die so sind wie wir – Menschen, bei denen die Alzheimerkrankheit früh eingesetzt hat, zwischen 42 und späten Fünfzigerjahren. Ich habe sie noch nicht persönlich getroffen, aber wir korrespondieren regelmäßig miteinander. Ich fühle mich nicht mehr ganz allein gelassen, und dank Diana ist das Gefühl der Leere in meiner Magengrube verschwunden. Ich weiß, daß ich in ihr eine lebenslange Freundin gefunden habe.

Kapitel 16

Für immer einschlafen

Es war an einem jener Morgen, wo jeder gut gelaunt war. Ich kam ein bißchen später als üblich ins Café, und Dr. Trahan und die übrige Mannschaft waren schon da.

„Du bist spät dran, Larry. Versuch in Zukunft früher aufzustehen", sagte der Doktor im Spaß.

„Vor dem Aufwachen gehe ich nie ins Café, Doc. Ich weiß, das mag blöd klingen, aber daran halte ich mich."

„Wir haben uns schon lange nicht mehr gesehen, Larry. Wie geht es dir?" fragte er mich.

„Weißt du, wie das ist, wenn man sich im Sessel zurücklehnt und ums Haar nach hinten wegkippt, aber sich noch im letzten Moment abfängt und nicht umfällt? Kennst du dieses Gefühl?"

„Ja."

„So fühle ich mich dauernd."

„Mensch, du bist nicht gut in Form. Ich glaube, man kann dieses Symptom operativ beheben. Ich werde mich erkundigen. Und wie sieht dein Sexleben aus?"

„Ich halte die Stellung", sagte ich. Alle prusteten los.

„Was immer dir Stella bietet, sag ihr, sie soll dranbleiben", stichelte einer.

Ich glaube, ich habe noch nie in meinem Leben so viel gelacht. An diesem Tag machte das Leben Freude. Nat Schulowitz, der gleichzeitig ein Richter, Schriftsteller und Historiker ist, hat treffend gesagt, der Humor könne viel interessanter als die Wahrheit sein, und er verrate wesentlich mehr über einen Menschen. „Ein eitler, ein bigotter oder ein zorniger Mensch kann nicht über sich selbst lachen oder vertragen, daß andere über ihn lachen. Aber der Mensch, der über sich selbst lachen und das Lachen anderer über sich ergehen lassen kann, hat einen großen Schritt in Richtung der vollkommenen Gesundheit getan, die allen Menschen guten Willens auf der Erde Frieden bringt."

Das ist ein wahres und gültiges Prinzip, mit einer Ausnahme: versuchter Humor, der danebengeht, geht wirklich daneben.

Als ich heimkam, sagte mir Stella, sie nehme an einem Seminar in Hawaii teil, und sie fragte mich, ob ich mitkommen wolle.

„Nein. Ich glaube, ich möchte lieber eine Zeitlang nach Mexiko hinunterreisen und während meines Aufenthalts bis Teotihuacán joggen. Ich war noch nie dort, und ich möchte noch diese alten Ruinen sehen, bevor ich sterbe und noch ein bißchen bei Verstand bin."

„Du kannst da nicht allein hingehen, Larry, in ein fremdes Land. Du könntest verlorengehen."

„Ich bin nicht völlig hilflos, Stel. Und was wäre schon, wenn ich tatsächlich verlorenginge? Niemand bleibt für immer verloren. Ich habe Bekannte in Belmopan, falls ich Hilfe brauche."

„Mir wäre es lieber, du würdest erst reisen, wenn ich wieder da bin. Bitte warte so lange, dann fahre ich mit dir."

„Okay. Dann tigere ich bloß nach Kansas rauf und besuche in deiner Abwesenheit meine Geschwister."

„Das klingt besser. Zumindest kann ich dich hie und da anrufen, um sicher zu sein, daß alles in Ordnung ist."

„Abgemacht."

„Wir müssen noch eine Menge hier erledigen, bevor wir gehen, Larry. Du mußt jemand finden, der Floyd versorgt."

„Ich kann ihn ja mitnehmen."

„Okay. Dann müssen wir diese ganzen Trauben pflücken und bald etwas mit ihnen machen."

„Geht nicht."
„Warum nicht?"
„Floyd hat sie alle gefressen."
„Verflixt, Larry. Wirklich *alle*?"
„Ja. Auch die grünen."
„Auch die ganz oben?"
„Ja."
„Wie ist er an die ganz oben drangekommen?"
„Tja, du kennst Floyd. Er kann Hausfassaden hinaufklettern, wenn er eigensinnig genug ist, hinaufkommen zu wollen."
„Dieses verflixte Schwein!"
„Sei ihm nicht böse, Stel. Er mag halt Trauben."
„Verflixt, ich aber auch!"
„Aber er kann nicht rüber in den Laden gehen und sich welche kaufen, wie du das kannst."
„Darauf möchte ich nicht wetten. Abgesehen davon, wir müssen auch noch eine Menge anderer Dinge erledigen, bevor wir gehen."
„Richtig. Was ist, wenn ich sterbe, bevor du zurückkommst? Solltest du nicht jemanden beauftragen, mich dann vorerst auf Eis legen zu lassen?"
„Hör auf mit dieser fixen Idee vom Sterben, Larry. Ich höre von dir bloß dauernd noch: ‚Wenn ich sterbe, wenn ich sterbe...'"
„Wie soll ich es sonst ausdrücken? Wenn ich ‚abdanke'?"
„‚In die ewige Ruhe eingehe' meinetwegen."
„Oder wie wäre: ‚über den Jordan gehe' oder ‚den Bach runter'?"
„Warum nicht: ‚die Radieschen von unten angucke'?"
„Oder: ‚in die ewigen Jagdgründe eingehe'?"
„Für immer einschlafe."
„Den Weg alles Fleisches gehe."
„Zum großen Abenteuer aufbreche."

„Meine Chips einlöse."
„Die Lichter lösche. Ins Gras beiße."
Wir lachten beide wie verrückt. „Ganz gleich, wie man dazu sagt, jedenfalls landet man einsachtzig im Boden, Zehen nach oben."

Kapitel 17

Freunde sind ein großer Trost

Die Tage zogen vorüber wie ein Bummelzug. Ich brachte Stella zum Flughafen und fuhr dann zur Hütte weiter. Ich beschloß, dort einige Tage auszuruhen und dann nach Kansas zu fahren, wo mein Bruder und meine Schwestern leben. Wir hatten ein Computerprogramm namens „AUTOMAP" gekauft, das für Alzheimerpatienten ein wahrer Segen ist.

Man gibt in den Computer einfach seinen gegenwärtigen Standort und sein Ziel ein, und er druckt eine ausführliche Karte mit der günstigsten Route darauf aus. Er gibt genau an, welche Straßen man nehmen, wo man abbiegen, welche Richtung man einschlagen soll, sowie natürlich die Entfernungen. Er nennt sogar die Zeit, die man von einer Stadt in die andere ungefähr braucht, sofern man mit einer Uhr noch etwas anfangen kann.

Eines Morgens verließ ich nach einem Telefonat mit meiner Schwester früh die Sicherheit meiner Hütte, bewaffnet mit meiner AUTOMAP, und fuhr in Richtung westliches Kansas los. Für den Fall, daß ich müde oder verwirrt werden sollte, hatte ich mir vorgenommen, einfach an einem Motel anzuhalten und ein wenig auszuruhen. In der Vergangenheit hatte sich das immer als hilfreich für mich erwiesen. Ich mußte mich ja nicht an einen starren Plan halten.

Es war schon spät am Nachmittag, als ich den schmalen Ärmel des nordwestlichen Oklahoma erreichte. Daß Gott hier allmählich die Lust am Gestalten von Landschaft ausgegangen war, wurde immer deutlicher, je weiter ich fuhr.

Ich konnte mich nicht mehr erinnern, daß früher alles derart braun gewesen war; es gab weder Gras noch Bäume, sondern nur braune Prärie. Früher habe ich einmal hier gelebt. Das schien schon unendlich lange her, aber trotzdem schossen mir einige Erinnerungsblitze aus meiner Kindheit durch den Kopf, als sei das alles erst gestern gewesen – die Jagd nach Koyoten und Eselhasen zusammen mit meinem Bruder; das zahme Stinktier, das wir draußen auf der Farm hatten (der gute Doc Pierce hatte es für uns gestankfrei gemacht; er hatte nur ungefähr zwei Dollar dafür verlangt).

Ich glaube, ich war hier glücklich. Heute könnte ich es hier nicht mehr sein. Alles ist so öde und unfruchtbar. Man kann hier weiter sehen und zugleich weniger sehen, als ich das je anderswo erlebt habe.

Ich verpaßte die Straße meiner Schwester und landete in der McCall Street. Im Glauben, das sei die richtige Straße, fuhr ich sie drei- oder viermal auf und ab. Die Häuser sahen mir nicht bekannt aus, und ich fuhr eine Querstraße weiter, in die Maxwell Street. Dort fand ich das Haus gleich. Sie kamen mir in der Einfahrt entgegen. Das war gut so; ich konnte nämlich gar nicht mehr gehen. Ich hatte so lange im Wagen gesessen, daß ich ganz steif war und mir alles weh tat. Sy, mein Schwager, half mir ins Haus hinein. Ich hatte vergessen, meinen Stock mitzunehmen.

„Du kommst mit deinem Besuch gerade zur richtigen Zeit, Larry. Die Ehemaligen der High School veranstalten nächsten Samstag ein Festessen mit Tanz. Da kannst du doch mitkommen?" fragte mich meine Schwester.

„Ja, großartig. Es wäre toll, wenn ich bei der Gelegenheit einige meiner alten Freunde wieder treffen würde", gab ich zur Antwort.

Wir unterhielten uns lange, aßen dazwischen etwas und schauten uns ein Video von Floyd an, das ich mitgebracht hatte. Ich langweile alle Leute mit Geschichten und Bildern von Floyd. Inzwischen konnte ich wieder besser selbständig gehen, und da es spät geworden war, beschloß ich, mich zu duschen und zu Bett zu gehen.

Ich stieg in die Dusche. Irgend etwas stimmte nicht. Die Dusche fühlte sich nicht wie gewöhnlich an, aber ich kam nicht darauf, was anders war. Na gut; vielleicht würde es mir später einfallen. Ich fand die Seife und begann, mich einzuseifen. Wie blöd! Ich hatte meine Hose ausgezogen, aber nicht mein Hemd und meine Unterhose. Ich zog beides rasch aus und beendete meine Dusche. Ich wrang Hemd und Unterhose aus und hing beides im Bad zum Trocknen auf, in der Hoffnung, daß es bis nächsten Morgen trocken sei, damit meine Schwester nichts merkte; dann ging ich zu Bett.

Am nächsten Morgen stand ich früh auf, zog mich an und braute mir einen Topf Kaffee. Lois, meine Schwester, kam herein, und wir unterhielten uns eine Zeitlang. Später gingen wir gemeinsam ins Café hinüber, wo sich die ganze Stadt morgens zum Kaffeetrinken trifft. Ich vermute, jede Stadt hat ihr Café. Die Farmer fluchten über das Wetter, und die Rancher fluchten über die Preise für Rindfleisch. Es gibt Dinge, die ewig gleich bleiben!

Lois und ich verabschiedeten uns von allen, und wir unternahmen eine Ausfahrt in die Gegend. Wir fuhren zu der alten Ranch hinaus, auf der ich geboren bin. Nichts davon war mehr zu sehen, außer einigen Bäumen und natürlich dem Cimarron River, der gleich daneben vorbeifließt. Es heißt, er sei inzwischen die meiste Zeit ausgetrocknet. Den alten Santa Fe Trail gibt es immer noch; an einigen Stellen kann man ihn deutlich erkennen. Das weckt alte Erinnerungen.

Wir fuhren nach Liberal hinüber, um Nancys Grab zu besuchen. Mir macht es nichts aus, im Frühjahr oder Sommer dorthin zu gehen, aber im Winter meide ich den Ort.

Dann sieht dort alles so kalt und verlassen aus. Ich finde es unerträglich, an dieser kalten und einsamen Stelle an sie zu denken.

Schließlich kam der Samstag. Am frühen Nachmittag gingen wir alle in die Schule hinüber. Die Leute saßen grüppchenweise zusammen und unterhielten sich. Seit sehr langer Zeit war ich schon nicht mehr dort gewesen, und so kannte ich kaum noch jemanden.

Ich ging ins Freie, um meine Pfeife zu rauchen und nachzudenken. Plötzlich kam mein alter Freund und Klassenkamerad Denny Quinby angefahren. Gott, wie gut tat das, ihn wiederzusehen. Zuerst war ich verblüfft, als ich ihn sah; er ist jetzt der örtliche Sheriff.

Wir redeten über alte Zeiten, und er erzählte mir ausführlich, was inzwischen so alles geschehen war. Wir stiegen in seinen Wagen und fuhren zum Kaffeeausschank hinüber. Dort setzten wir uns in eine der beiden Nischen, die sie dort eingerichtet hatten.

„Wo ist Stella?" fragte Denny.

„Sie ist in Hawaii", antwortete ich.

„Du bist nicht mit ihr gereist?"

„O nein, Denny. Das ist mir zu weit."

„Schade, sie hätte mich als Begleiter einladen können. Vielleicht braucht sie einen Bodyguard", sagte er mit seinem üblichen Lächeln.

Kurz darauf stieß mein Bruder zu uns. „Die ganze Stadt sucht dich, Larry. Sie meinen schon, du hättest dich irgendwo verlaufen."

„Verflixt, ich habe mich nicht verlaufen. Ich bin hier mit dem Sheriff. Besser könnte ich gar nicht aufgehoben sein."

Ich verabschiedete mich von Denny, und mein Bruder und ich fuhren zur Schule zurück und verständigten alle, daß ich wieder da sei. Später fuhren wir heim, um uns für den Gala-Abend entsprechend festlich zu kleiden. In der

Schule war ein Bankett vorgesehen, und später im Feuerwehrhaus ein Tanz.

Der erste Mensch, dem ich beim Hineingehen in die Schule über den Weg lief, war eine alte Klassenkameradin von mir, Judy Cantrell. „Hallo, Rosie, alter Knabe. Ich habe gehört, du seist in der Stadt. Ich habe hier auf dich gewartet. Wie um alles in der Welt geht es dir?"

„Mir geht es gut, Judy. Mensch, wie schön, dich wiederzusehen. Ich habe bereits zu meinen Schwestern gesagt, daß sich diese ganze Reise schon dann lohnen würde, wenn ich wenigstens dich wiedersehen könnte. Du bist immer noch so entzückend wie damals."

„Rosie, du hast dich kein bißchen verändert. Du bist einfach ein Lebenskünstler. Du hast sicher herrliche Zeiten erleben dürfen. Ich hätte dich überall sofort wiedererkannt."

Ich entsinne mich nicht mehr, was es beim Bankett zu essen gegeben hat – ich war vollauf damit beschäftigt, Hände zu schütteln und mich mit alten Bekannten zu unterhalten. Der Abend verging viel zu schnell, und bald brachen alle auf, um zum Tanz ins Feuerwehrhaus hinüberzugehen. Unsere alten Freunde Carl Brollier und seine Frau Shirley hatten einen Tisch für uns reserviert, und rasch schlossen sich uns etliche weitere Bekannte an.

„Sag etwas auf Cajun für uns, Larry", bat mich eine von ihnen.

„You see my pig down by de bayou, you push him home, yeah? He been gone three day now. Yesterday, today and tomorrow", sagte ich, im besten Cajun-Akzent, den ich hinbrachte.

„Hei, großartig. Ich könnte dich nicht von einem tatsächlichen Eingeborenen unterscheiden", sagte Carl. „Ich habe hier eine Flasche Canadian Mist, Larry. Möchtest du einen Schluck?"

„Vielen Dank, Carl, aber ich habe ein Medikament eingenommen, das sich nicht mit Alkohol verträgt. Übrigens, hast du in letzter Zeit unseren alten Freund George Rosel gesehen?" fragte ich ihn.

„Nein, seit fünf oder sechs Monaten habe ich ihn nicht mehr gesehen." – „Ich würde ihn ganz gern wiedersehen, solange ich hier bin. Ich habe für seine Firma acht oder zehn Jahre lang gearbeitet. Er hat mir einen Job vermittelt, als ich vom Militär entlassen wurde, und alles, was aus mir seither geworden ist, verdanke ich ein gutes Stück weit ihm. Solltest du ihn bald einmal treffen, sag ihm, ich hätte es bedauert, ihn nicht zu treffen. Er war immer ein guter Kamerad."

Der Abend verging viel zu rasch, und schließlich machten wir uns auf den Heimweg, indes mein Kopf noch summte von all den Erlebnissen dieses Tages. Doch ich mußte schleunigst ins Bett. Am nächsten Morgen mußte ich für die Abfahrt frisch sein.

Während des Frühstücks am nächsten Morgen fragte mich meine Schwester Lois, ob Stella und ich zu einem Familientreffen am Wochenende vor dem Labor Day kommen könnten. Es sollte im Städtchen Blue Eye in Arkansas stattfinden, gar nicht so weit von meiner Hütte.

„Das ist eine feine Sache", sagte ich. „Wir werden alles tun, um dabeisein zu können. Wer kommt da alles?"

„Dein Lieblingsonkel", sagte Lois.

„Dann brauchst du nicht mit mir zu rechnen. Ich möchte nicht mit ihm zusammentreffen."

„Ich weiß, du magst ihn nicht, aber mir war nie klar, warum eigentlich."

„Erinnerst du dich, wie er nach dem Krieg bei uns auf der Farm lebte? Ich war damals ungefähr acht Jahre alt. Na ja, und ich hatte eine Lieblingstaube. Erinnerst du dich an sie? Wir waren richtige Freunde, und sie folgte mir überall hin, wie ein Hund. Wohin ich auch ging, war sie dabei. Damals waren wir arm wie Kirchenmäuse und konnten uns keinen Hund leisten. Entsinnst du dich noch?"

„Oh, noch ganz genau", sagte Lois.

„Eines Tages war die Taube verschwunden. Ich suchte eine ganze Woche lang nach ihr. Nirgends konnte ich sie finden. Schließlich sagte mir Mutter, mein Onkel habe sie eingefangen und getötet. Er hatte die Taube nicht gemocht; er hatte gesagt, sie mache zu viel Dreck." Mutter hatte die Taube jeden Morgen draußen im Hof auf einem alten Faß mit einem Ei gefüttert. Mein Onkel war der Ansicht, die Taube kleckere während des Fressens zu viel herum, und so hatte er sie einfach aus dem Weg geräumt. „Das habe ich ihm nie vergessen können."

„Das ist jetzt fast fünfzig Jahre her, Larry."

„Ich erinnere mich noch daran, als sei es erst gestern gewesen", sagte ich ihr.

„Bitte, laß dich dadurch nicht von unserem Familientreffen abspenstig machen. Du mußt ja gar nicht mit ihm reden. Laß dich doch nicht von einer einzigen Person darum bringen, viele andere wiederzusehen, die du gern wieder treffen würdest."

„Mal sehen", sagte ich. „Ich muß jetzt los. Ich möchte noch einmal am Friedhof in Liberal halten und Nancy einen Besuch abstatten."

Alle kamen heraus, um mich zu verabschieden. „Ruf an, wenn du irgendein Problem hast", sagte meine Schwester zu mir.

Ich fuhr zum Friedhof in Liberal, und obwohl ich erst zwei Tage vorher dort gewesen war, brauchte ich einige Zeit, bis ich Nancys Grab wiederfand. Es war Memorial Day, und der Friedhof war voller Leute, die Blumen auf die Gräber stellten. Nancys Grab war von Blumen überdeckt. Ihre Eltern mußten vor kurzem hier gewesen sein.

„Hallo, Nancy. Es ist schon lange her. Ich komme nicht mehr allzuoft bis hier. Aber ich weiß, dir geht es gut. Dein Zeichen habe ich erhalten." Wir hatten hinter unserem Haus in Louisiana ein Süßolivenbäumchen gepflanzt. Das war Nancys Wunsch gewesen. Sie sagte, wenn es blühe, sei der Duft der Blüten einfach berauschend. Es wuchs sieben oder acht Jahre lang, ohne je zu blühen. Drei Tage nach Nancys Tod stand die Süßolive in voller Blüte, und ihr Duft erfüllte alles. Sobald man ins Freie trat, roch man ihn unwillkürlich. Das war am siebten Oktober. Ich nannte ihn meinen „Auferstehungsbaum". Ich bin weit davon entfernt, ein ungläubiger Mensch zu sein. Der Tag kommt hoffentlich nie, wo ich mich gegen die Erleuchtung über das, was es im Jenseits zu erwarten gilt, sperre.

Die Leute, die mich reden hörten, müssen gedacht haben, ich sei nicht mehr ganz beieinander, aber verflixt noch mal, es half mir, mich wohler zu fühlen. Ich würde alles in der Welt darum geben, ihr wenigstens noch einmal eine Stunde gegenübersitzen und mit ihr reden zu können.

„Es dauert nicht mehr allzu lange, dann sehen wir uns wieder, Nancy. Sie sagen, was ich da im Kopf habe, sei tödlich. Gib die Hoffnung nicht auf, daß ich bald komme. Es dauert nicht mehr allzulang." Ich hatte beim Weggehen vom Grab Tränen in den Augen und einen Kloß im Hals, den ich kaum mehr hinunterschlucken konnte.

Ich hatte vorgehabt, zur Übernachtung in Oklahoma City Zwischenstation zu machen, aber ich war sehr früh dran und fühlte mich gut in Form, und so fuhr ich weiter. Meine Gedanken wanderten in die Vergangenheit. Der Mensch arbeitet ständig daran, sich abzusichern, ganz gleich, wie hoch die Kosten für ihn sind. Jetzt hat das Schicksal meine Zuflucht zu einem Gefängnis werden lassen. Dieses Gefängnis ist keine Metapher. Es ist wirklich, allzu wirklich.

Mein Geist war aufgewühlt, und in meinem Magen bohrte das Gefühl der Unsicherheit, ja fast der Angst. Ich starrte durch die Windschutzscheibe einfach vor mich hin. Ich näherte mich der Grenze zu Arkansas. Vor mir sah ich ein Texaco-Schild, und da ich eine Texaco-Kreditkarte hatte, beschloß ich, zum Tanken anzuhalten. Ich bog von der Fernstraße ab und steuerte in die Tankstelle an die Zapfsäule. Ich füllte meinen Tank und ging zum Zahlen hinein. Die junge Frau nahm meine Kreditkarte, schaute sie an und sagte: „Das ist keine Texaco-Karte. Wir können diese Karte nicht nehmen."

Sie hatte ein ganz nettes Gesicht, aber in ihrer Stimme schwang ein arroganter Unterton mit, den ich verletzend fand. Das war wieder so ein Tag.

„Was für andere Kreditkarten nehmen Sie?" fragte ich.

„Keine", sagte sie, und ihre Stimme war lauter geworden.

In der Nähe stand ein Polizist, der seine nachmittägliche Kaffeepause machte. „Gibt es hier ein Problem?"

„Nicht daß ich wüßte. Hier habe ich Bargeld." Ich überreichte ihr meinen Geldbeutel. „Nehmen Sie, was Sie brauchen", sagte ich. Ich war so erregt, daß ich kaum sprechen konnte.

„Ich sehe, Sie haben ein Armband für den medizinischen Notfall. Sind Sie Diabetiker?" fragte mich der Polizist.

„Ich wünschte, das wäre es nur. Mein Problem liegt im Kopf ... das Gedächtnis ... Alzheimer."

Daß ihm das Wort „Alzheimer" etwas sagte, war unmittelbar deutlich. „Mann, trinken wir einen Kaffee und setzen wir uns ein bißchen. Ich fahre Ihren Wagen auf den Parkplatz. Nimm diesen Kaffee auf meine Rechnung, Darlin'", sagte er zu dem Mädchen hinter der Theke und ging hinaus, um meinen Wagen wegzufahren. Als er wieder hereinkam, setzte er sich und unterhielt sich fast eine Stunde lang mit mir. „Soll ich jemanden für Sie anrufen?" fragte er.

„Alle meine engsten Angehörigen sind weit fort", sagte ich. „Ich wohne nicht allzuweit von hier. Ich glaube, ich schaffe es bis dorthin." Er erzählte mir seine Lebensgeschichte, und ich glaube, er hörte sich auch meine an. Es scheint, vor längerer Zeit war seine Mutter auch Alzheimerpatientin gewesen. Als ich dann aufbrach, konnte ich wieder normal reden und gehen. Er sagte mir seinen Namen, aber ich schrieb ihn nicht auf, und ich kann mich noch so sehr anstrengen, ich weiß ihn nicht mehr. Aber ich erinnere mich immer noch an den Tag, an dem mir ein freundlicher Beamter durch eine schwierige Erfahrung geholfen und mich wieder auf den Weg gebracht hat. Gott segne ihn. Er hat ein Stück weit meinen Glauben an das System wiederhergestellt. Ich hoffe, ich begegne ihm eines Tages wieder.

Die Sonne ging gerade hinter den Bergen im Westen unter, als ich an meine Hütte kam. Es war immer noch hell genug, um ohne die Scheinwerfer auszukommen. Ich konnte gar nicht glauben, was ich sah. Warum hatte ich das noch nie bemerkt? Wie lange war das schon da? Ich hielt den Wagen an und rannte hin, um es mir genauer anzuschauen. Ja, ich hatte mich nicht getäuscht, es war roter Farn. Roter Farn wucherte rings um die Fundamente meiner Hütte. Ich war so glücklich, daß mir fast wieder die Tränen kamen. Alle Leute auf dem alten Hügel sagen einhellig: „Roter Farn wächst nur, wo ihn die Engel pflanzen." Die Engel müssen diesen Ort genauso gern mögen wie ich. Oder war das ein weiteres Zeichen von Nancy? Ich unterstelle beides.

Ich ging unverzüglich ins Bett. Leider konnte ich niemandem erzählen, wie glücklich ich mich in diesem Augenblick fühlte.

Kapitel 18

Rückblicke in die Vergangenheit

Stella und ich fuhren in diesem Spätsommer zum Familientreffen nach Blue Eye. Sie muß jetzt immer mitfahren, wenn ich irgendwohin gehe, denn die Ärzte in New Orleans haben uns davor gewarnt, daß ich weiter allein fahre. Nicht, daß ich ein schlechter Fahrer geworden wäre; es geht nur darum, daß die Wahrscheinlichkeit größer geworden ist, daß ich mich verirre.

Meine zwei Schwestern und mein Schwager Sy waren dort, und natürlich auch mein Onkel. Ich begrüßte ihn kurz und redete weiter kein Wort mehr mit ihm. Er ist jetzt ein alter Mann, und ich hätte ihn nicht wiedererkannt, wenn ich ihn nicht zu diesem Zeitpunkt und an diesem Ort getroffen hätte. Mit seiner Frau allerdings unterhielt ich mich; sie ist sehr sympathisch. Sie gab mir zum Abschied einen Kuß. Wie sie es all die Jahre mit ihm ausgehalten hat, ist mir schleierhaft; über Geschmack läßt sich offensichtlich nicht streiten.

Alles in allem war es ein gelungenes Treffen. Inzwischen ist das nicht mehr nur ein Familientreffen; das ganze Städtchen trifft sich. Jeder, der jemals dort gewohnt hat, kommt jedes Jahr an diesem Augusttag dorthin. Das ist ein großes Ereignis.

An diesem Nachmittag fuhren Stella und ich zur Hütte zurück. Wir ließen uns Zeit und hielten unterwegs an kleinen Antiquitätenläden an. Dann blieben wir weitere zwei, drei Tage in der Hütte, brachten alles in Ordnung, mähten die Wiese und jäteten Unkraut, und natürlich achteten wir sorgfältig darauf, den roten Farn nicht zu beeinträchtigen.

Schließlich brachen wir in aller Morgenfrühe auf, noch ehe die Sonne aufgegangen war. Stella saß am Steuer; Floyd saß auf dem Rücksitz und schaute über die Pritsche des Pickup hinaus. Unweit der Hütte, mitten auf dem Weg, standen zwei Rehe, ein Bock und eine Ricke. Sie rührten sich nicht, und Stella mußte schließlich die Hupe betätigen. Während wir vorbeifuhren, gingen sie friedlich in die Wiese hinein. „Ich komme wieder. Irgendwann, irgendwie komme ich wieder, ihr herrlichen Geschöpfe", sagte ich zu ihnen. „Ich komme wieder", sagte ich zu mir selbst.

Wir fuhren die Straße einige Meilen hinunter. „Stella, erinnerst du dich noch an diese Stelle?"

„Natürlich, Larry. Hier haben wir den Adler gesehen. Er flog direkt vor dem Wagen auf. Ich glaube, er hatte versucht, etwas im Graben zu ergattern."

„Der war doch riesig, oder?"

„Natürlich war er riesig. Erinnerst du dich, wir hätten ihn fast gestreift?"

„Ja. Ich bin froh, daß es gutgegangen ist. Vielleicht sehen wir ihn noch einmal, ein anderes Mal."

Kapitel 19

So sein wie der ...

An Präsident Roosevelt habe ich immer seine Fähigkeit bewundert, mit seiner Behinderung zu leben und seine gesamte Alltagsarbeit so zu bewältigen, als mache es ihm gar nichts aus, an den Rollstuhl gefesselt zu sein. Ein Umstand, der einen kleineren Geist als ihn völlig am Boden zerstört hätte, schien ihm überhaupt nichts auszumachen. Ich möchte so sein wie er.

Alzheimer ist kein Wort, das man jeden Tag hört (anders dagegen Aids, das ständig in aller Munde ist und das inzwischen seine eigene Lobby, seine Spielregeln und zivilen Rechte besitzt). Für die Alzheimerkrankheit, so scheint es, ist seitens der Regierung überhaupt nichts vorgesehen. Sie hat keine Lobby, keine direkten Anwälte. Ich bin mir nicht einmal sicher, ob sie als regelrechte Krankheit gilt. Sie ist nur ein *Etwas*, ein Wort. Sie wird nicht durch ein Virus oder ein Bakterium verursacht. Sie ist einfach da. Sie ist ein Rätsel; und sie nimmt dem von ihr Betroffenen jede Kontrolle über sein eigenes Schicksal.

Unlängst habe ich auf einer Auktion in Arkansas einen Mann getroffen. Er fragte mich, wovon ich lebte. Ich sagte ihm, ich sei im Ruhestand und schreibe derzeit an einem Buch.

„Wovon handelt Ihr Buch?" fragte er.

„Von der Alzheimerkrankheit."

„Und wie sind Sie gerade auf dieses Thema gekommen?"

„Es ist mir einfach so in den Kopf gekommen", sagte ich mit einem verschmitzten Lächeln.

„Das ist aber schön. Meine Mutter hat die Alzheimerkrankheit. Ich bin froh, daß jemand dieses Wort in den Mund nimmt. Ich bin auf Ihr Buch gespannt."

‚Das ist aber schön?' dachte ich. Er weiß nicht, daß ich sie habe. Wenn *er* das nicht merkt, dann merkt es vielleicht *niemand*.

Tatsache ist, daß ich sie wirklich *habe*, und daß ich sie *immer noch* haben werde, wenn ich morgen früh aufwache. Ich weiß, derzeit laufen weltweit neunzehn verschiedene Medikamententests, die alle darauf abzielen, die Symptome der Alzheimerkrankheit zu dämpfen. Ich nehme an einem davon teil – zusammen mit tausenden von anderen, die so sind wie ich. Wir sind an der Frontlinie der Forschung. Das ist mit Gefahren verbunden, aber genauso gefährlich ist es, nichts zu tun. Ich bin meiner Lebtag ein ruheloser, aktiver Mensch gewesen. Ich kann nicht einfach hinsitzen und nichts tun. Ich möchte in der Hinsicht wie Präsident Roosevelt sein. Ich möchte hartnäckig so lange weitermachen, wie ich noch irgendwie geistig dazu in der Lage bin.

Seit bei mir die Alzheimerkrankheit eingesetzt hat, hat es in meinem Leben schon viele Veränderungen gegeben; für manche von ihnen bin ich gar nicht undankbar. Ich empfinde mehr Mitleid mit Menschen, Vögeln, Wild usw. Ich habe mich immer noch tiefer in Stella verliebt.

Obwohl ich mich zeitweise ganz in Ordnung fühle, versuche ich mir immer dessen bewußt zu bleiben, daß ich nicht den Fehler machen sollte, zu meinen, die Gefahr sei vorüber, bloß weil es mir gerade etwas besser geht. Das ändert sich immer schnell wieder. Meine Gedanken werden verworren, ich gerate schließlich in völlige Desorientierung und Verwirrung, und mein Sprechen wird stotternd oder übermäßig langsam. Die Wörter, die mir früher so flüssig über die Lippen kamen, muß ich jetzt mit angestrengtem Nachdenken einzeln hervorholen. Wenn ich in diesem Zustand der Verwirrung bin, gehe ich Unterhaltungen aus dem Weg. Ich vergesse oft vergangene Ereignisse und auch eben erst Erlebtes, und meine Fähigkeit, alltägliche Dinge zu verrichten, ist schwer beeinträchtigt. Ich strenge meinen Geist jetzt sehr viel mehr an als je zuvor.

Neben Stella und meiner Gruppe hilfreicher Freunde im Café habe ich noch eine weitere Instanz, die mir hilft: Gott.

Ich denke, die meisten Menschen glauben an Gott, mögen auch die Anschauungen über ihn sehr unterschiedlich sein. Manche stellen sich Gott als unpersönliche Energiequelle vor, die letztlich das Universum selbst ist. Andere halten Gott für den Urheber von allem, der aber das von ihm geschaffene Universum sich selber überlassen hat. Ich vermute, es gibt so viele Ansichten über Gott, wie es Menschen gibt.

Ich persönlich glaube an Gott, wie die Bibel sein Bild beschreibt. Er kann eine Quelle der Hoffnung sein. Er hat das Universum und alles darin erschaffen, und er ist darin immer noch am Wirken; er kümmert sich um alles, was er ins Dasein gerufen hat, und darum auch um mich. Hätte ich nicht diese Beziehung zu Gott, könnte ich nicht mehr weitermachen.

Ich glaube, daß mit diesem gegenwärtigen Leben nicht alles aufhört, sondern daß es darüber hinaus ein Leben gibt, ein Leben, in dem es keinen Tod, keinen Krebs, keine Tränen und, so bin ich sicher, auch keine Alzheimerkrankheit mehr gibt. Ich bin sicher, daß dann, wenn mein irdisches Leben aufhört, sich auch diese dunkle Wolke über meinem Geist für immer auflösen wird.

Meine Gedanken schweifen zu den Alzheimerpatienten zurück, die ich in Pflegeheimen gesehen habe; sie liegen nur noch da, sind weggetreten, für nichts mehr ansprechbar. Können sie immer noch denken? Was denken sie wohl? Sind sie Gott näher, als wir jemals wissen werden? Näher als Sie und ich?

Es gibt so viel zu tun, und es ist so wenig Zeit dafür. Meine Ärzte sagen mir, daß ich derzeit auf einem sogenannten „Plateau" bin. Das heißt, es bessert sich nichts, aber es verschlechtert sich auch nichts. Es kann sein, daß ich auf diesem Plateau zehn Jahre bleiben kann, aber vielleicht auch nur noch zehn Minuten. Niemand kann das sagen. Ich muß also jede Minute so leben, als sei es meine letzte. Sollte sich mein Zustand verschlimmern, wird niemand sagen können, ich hätte nicht mit aller Kraft gelebt und nicht alles nur mögliche versucht.

Es gibt viele Menschen in der Welt, die ich noch nicht kenne. Ich muß mich ranhalten. Wenn Sie einer der Menschen sind, denen ich noch nicht begegnet bin, tut mir das leid; es ist ein Verlust für mich.

Wenn Sie beim Lesen dieses Buches eine gewisse Traurigkeit verspüren, wie das manche mir schon gesagt haben, dann seien Sie ruhig um sich selbst traurig, aber nicht um mich. Empfinden Sie ruhig ein großes Mitgefühl mit allen kranken Menschen. Ich habe ein reiches und erfülltes Leben gehabt. Ich habe im wesentlichen alles geschafft, und ich habe es genossen. Wenn ich heute nacht sterbe, fühle ich mich um nichts betrogen. Vor allem war mir die Liebe einiger wunderbarer Menschen geschenkt ... und auch ich habe sie geliebt.

Kapitel 10

Nachwort

von Stella Guidry

Mir ist die Aufgabe anvertraut worden, das letzte Kapitel dieser Geschichte über einen ganz besonderen Menschen in meinem Leben zu schreiben. Larry hat ein großartiges Herz, eines, das für alle, denen er begegnet, mögen es Zwei- oder Vierbeiner sein, weit offen ist.

Als ich Larry zum ersten Mal begegnet bin, wurde ich unverzüglich seinem Hund Joe und dem Westie vorgestellt, den Nancy hinterlassen hatte. Mir fiel sofort auf, wie höflich sie miteinander umgingen. Ich weiß noch, wie ich bei mir dachte: Dieser Mann geht so liebevoll mit seinem Hund um; den muß ich näher kennenlernen.

Er war der erste Mann, dem ich nach dem Tod meines Mannes begegnet bin, der ein eindrucksvolles Gespür für die Würde der Frauen ausstrahlte. Ich täuschte mich nicht, daß seine Tierliebe ein Indiz dafür war, mit welcher Achtung er auch mit Menschen und insbesondere mit Frauen umging. Als unsere Beziehung intensiver wurde, ging uns zu einem bestimmten Zeitpunkt auf, daß wir verwandte Seelen waren. Es gab einfach zu viele Gemeinsam- und Gleichzeitigkeiten in unser beider Leben, als daß das hätte anders sein können.

Jeder von uns beiden hat seine eigenen Vorstellungen davon, wie das Leben aussehen sollte. Doch gelegentlich ändern sich die Voraussetzungen für das Leben gewaltig, und ich wehre mich wie jeder Mensch gegen solche Veränderungen. Ich mag die „Kuschelzone" im Leben. Zu Beginn unserer Beziehung glaubte ich wirklich, jemanden gefunden zu haben, mit dem ich den Rest meines Lebens verbringen könnte. „Alleinsein" kann so ein häßliches Wort werden. In der Psyche eines jeden von uns ist es angelegt, daß wir uns gegen das Alleinsein wehren. Das reicht bis in die Anfänge der Zeit zurück; es gehört zum Wesen des Menschen.

Ich erinnere mich an einen Tag ganz besonders. Die Sonne schien, Larry und ich arbeiteten im Hof, und er stand auf der Leiter und reparierte eine lecke Dachrinne, und plötzlich sagte er: „Stella, heiratest du mich? Ich liebe dich, und ich möchte den Rest meines Lebens mit dir verbringen."

„Wenn die Zeit dafür reif ist, Larry, wenn die Zeit dafür reif ist", war meine Antwort.

Er sagte darauf: „Du mußt wissen, daß ich dich nur noch zehnmal danach frage, und das war es dann; dann frage ich dich nicht mehr."

„Larry", sagte ich, „ich lasse es dich wissen, wenn ich soweit bin. Ich muß mir darüber sicher sein, ehe wir weitere Schritte in Richtung einer lebenslänglichen Bindung unternehmen. Ich muß voll und ganz in dich verliebt sein, nicht nur mit meinem Herzen, sondern auch mit meinem Kopf."

An Weihnachten davor hatte er mir einen Verlobungsring geschenkt und um meine Hand für die Heirat angehalten, auf die altmodische Weise, auf den Knien. „Ja, eines Tages, Larry." Zu diesem Zeitpunkt war ich noch nicht zur Eheschließung bereit gewesen, hatte mir aber die Option auf diesen Mann offenhalten wollen. Sein Sinn für Humor war etwas, das ich ganz verzweifelt brauchte. Gerade erst lichtete sich ein Nebel, der meinem Leben eine ganze Zeitlang alle Aussichten genommen hatte, und das letzte, was ich jetzt brauchte, war die Verstrickung in eine neue intensive Beziehung. Trauer und Weinen waren für mich fast zur neuen Lebensform geworden. Ich habe die

Trauer in Formen ausgekostet, die nur sehr schwierig zu beschreiben sind. Der Tod eines Ehegatten, der Tod einer familiären Beziehung (was eine weitere Geschichte wäre), und jetzt diese Alzheimergeschichte, die unser beider Leben eine völlig andere Richtung gegeben hat.

Ich trauere immer noch um den Verlust von Larrys Intellekt. Seine Persönlichkeit ist jetzt verhüllter geworden, und die Züge, die ihn zu dem machen, der er ist und was an ihm ist, verschwimmen allmählich immer mehr. Sein Atem und seine physischen Funktionen sind alle noch ganz lebendig, aber die Art, wie er sein Leben lebt, seine übliche Art, zu denken, bevor er etwas tut, kommt ihm langsam abhanden.

Zuzeiten ist das Gebet meine einzige Kraftquelle, und ich greife immer wieder darauf zurück. Hätte ich das nicht, so weiß ich nicht, wo ich heute stünde. Ich muß an den Tag denken, wo schwere Entscheidungen über sein weiteres Wohlbefinden in die Tat umgesetzt werden müssen. Wir haben alle juristischen Schritte unternommen, um Larry eine angemessene Pflege zu gewährleisten. Seine Kinder und ich werden alle notwendigen Maßnahmen treffen, wenn die Zeit dafür reif ist. Aber bis dahin möchten wir so weit wie nur irgend möglich ein normales Leben miteinander führen, was immer man unter „normal" genau verstehen mag.

Es gibt mehrere gute Leitfäden für den Umgang mit Alzheimerpatienten. Um es deutlich zu sagen: Was immer Ihnen als Betreuendem hilft, das sollten Sie tun. Es gibt andere wichtige Bereiche, um die man sich kümmern muß – medizinische Fragen; das Finanzielle; die Sicherheit; die Betreuung Tag für Tag, Stunde um Stunde, und natürlich auch die Hilfe für den Betreuenden. Letzteres ist ein Gebiet, auf das der/die Betreuende besonders sorgfältig achten sollte; tut man das nicht, so nimmt die Bereitschaft, sich voll und ganz einzusetzen, rapide ab.

In meinem Fall mußte ich wieder spüren, daß ich jemanden verlor, der mir sehr lieb und wichtig war. Ich bin dankbar dafür, daß ich schon einen guten Teil meiner Lektionen gelernt hatte und darum wußte, wie ich für mich selbst sorgen mußte. Irgendwie bringt mich das immer wieder neu in Kontakt mit der Wirklichkeit der Außenwelt. Ich lasse mich gewissenhaft einmal im Monat massieren; ich esse kräftige Nahrung; ich gehe so oft wie möglich außer Haus, und ich umgebe mich mit guter Musik – der sanften, beruhigenden Art. Ich halte nicht viel vom Fernsehen, weil das eine so passive Sache ist und zeitweise ziemlich deprimierend sein kann. Auch lese ich gern gute Bücher; das hält meine Aufmerksamkeit wach. Da Larry noch im Frühstadium ist, kann er immer noch in die Berge gehen. Das gibt mir die Zeit, mein eigenes Selbst wieder zu sammeln und zu regenerieren. Das letzte, was wir brauchen könnten, wäre, daß ich in Stücke zerfalle. Und ehrlich gesagt, gelegentlich würde ich mir diesen Luxus fast gönnen mögen, aber mein eigenes Energiesystem würde darunter leiden. Warum soll ich nicht die positive Energie am Fließen halten? Irgend jemand muß ja mit einigermaßen gesundem Menschenverstand diese Beziehung aufrechterhalten.

Manchmal lastet das Bewußtsein, daß jemand ganz auf mich angewiesen ist, schwer auf mir. Das Wort „Depression" wird heutzutage allzu leichtfertig gebraucht. Ich denke, es ist das negative Etikett, das die Medizinerzunft auf eine ganze Vielzahl von Formen des Nicht-Wohlbefindens in unserer Kultur heftet. Ich meinerseits würde das Wort „Depression" dann verwenden, wenn ich in mir keine Ursache für ein Nicht-Wohlbefinden ausmachen könnte. Ich hatte wirklich gemeint, Larry sei in einem Zustand der Depression. Das hätte ich nur allzugern geglaubt – denn das kann man behandeln.

Gelegentlich geschah es, daß ich von der Arbeit heimkam, und das Haus war stockfinster. Ich bin ein Licht-Mensch, jemand, der Licht um sich herum braucht. Aber Larry kam immer als erster von seiner Arbeit heim, und ich fand ihn immer öfter auf dem Sofa schlafend vor. Ich fand das merkwürdig, denn normalerweise war er auf und werkelte irgend etwas ums Haus herum. Kochen und Saubermachen war nicht seine Stärke. Doch hatten wir den bestgepflegten Rasen in der ganzen Nachbarschaft. Er war immer ums Haus und säuberte, mähte, schnitt, woran immer er gerade Hand anlegen konnte. Jetzt dagegen schien es schon eine große Leistung für ihn zu sein, wenigstens den Rasenmäher anzuwerfen.

Ich wußte tief in meinem Innern, daß irgend etwas nicht stimmte. Das war nicht seine Art. Sogar die Tage, an denen wir abends miteinander ausgingen, wurden immer seltener. An manchen Tagen tat er nichts, als vor sich hinzustarren. Oft war einfach kein Larry mehr anwesend. Es war, als wohne jetzt ein anderer in dem dünnen, schönen Körper und Geist dieses Mannes, den ich so attraktiv gefunden hatte, etwa wenn er einen Tennisschläger geführt hatte. Jetzt verlor er zunehmend an Kontur. Früher konnten wir endlose Stunden über Politik und alle nur erdenklichen Lebensfragen diskutieren und uns darüber austauschen, was wir vom Leben erwarteten. Diese Stunden gibt es jetzt nur noch in der Erinnerung. Ich möchte von diesen Zeiten zehren, denn das waren ungemein kostbare Stunden.

Ich entsinne mich, wie ich einmal gesagt habe: „Larry, es ist einfach schön, bei dir zu sein. Bei dir kann ich lachen; du regst mich zum Denken an; seit du in mein Leben getreten bist, hat das Wort ‚Leben' für mich einen ganz neuen Sinn."

Jetzt ist sein vormals scharfer Geist zunehmend getrübt, was mir Angst macht. In was bin ich da hineingeraten? Wie kann ich weiterhin dieses Leben festhalten, das wir beide doch so verzweifelt wollen? Wohin soll ich mich um Hilfe wenden? Es wird immer deutlicher, daß er nicht im Griff hat, was mit ihm passiert.

Angesichts der vielen juristischen Feinheiten über sein „Recht zu leben", sein „Recht zu sterben", sein Recht, selbst zu entscheiden, wohin er von hier aus gehen will, schwirren mir nun selbst alle diese Fragen durch den Kopf, wenn ich mir überlege, wie ich diesem Mann Mitte Fünfzig helfen kann, diesem Menschen, der doch noch etliche Zeit leben soll. Und dann denke ich: Was würden seine Kinder tun, die Hinterbliebenen seiner Familie? Wie würden *sie* wünschen, daß er gepflegt werde? Soll ich sie anrufen und um Rat fragen? Was sagen seine Ärzte, und vor allem: Was sagt er selbst? Was will *er* tun?

Ich habe ihn gefragt, ob er wieder nach Kansas zurückziehen wolle. Mit Nachdruck sagte er darauf: „NEIN, unter *keinen* Umständen. Ich möchte auch nicht in Houma in Louisiana beerdigt werden."

Diese Aussage bezog sich auf unsere Entscheidung, bei unseren ersten Ehepartnern beerdigt zu werden. Das wäre leichter für unsere Kinder. Recht umsichtig, dachte ich. Schließlich fanden wir eine Lösung.

Larry hängt sehr an seinen Kameraden von der Frühstückskaffee-Runde. Ich würde es nie und nimmer zulassen, daß jemand oder etwas diese Beziehungen unterbinden würde. Für ihn sind diese Menschen wichtig, und ich habe Hochachtung vor jedem, der ihm besorgt, was er für jeden Tag zum Überleben braucht. Jeder von ihnen bringt in das Leben dieses Mannes ein besonderes Geschenk. Und dafür bin ich dankbar.

Ich mache mir Sorgen um ihn, wenn er meint, es sei wieder an der Zeit für die Berge, und wenn er dann allein hinfährt. Ich kann nicht immer frei nehmen und ihn begleiten; so segne ich ihn einfach und schicke ihn allein los. Er braucht das Gefühl, daß er immer noch etliches selbständig machen kann. Was macht es auch aus, wenn er sich ab und zu verirrt? Sein Wagen ist bestens mit Kommunikationsgerät und Identifikationshinweisen ausgestattet, und sein „Safe-Return"-Band identifiziert ihn eindeutig. Warum soll ich ihm also diesen kleinen Luxus nicht gönnen? Bald genug wird auch das aufhören. Und dann ...?

Dieses „Und dann ...?" ist es, was mir düster droht. Ich weiß, daß ich selbst irgendwie überleben kann. Es ist mein Wunsch und mein Gebet, daß ich meine eigenen Kräfte so lange erhalten kann, bis er diese verdammte Alzheimerkrankheit – mir fällt kein besserer Ausdruck ein – ganz überstanden hat.

Als die Diagnose einmal gestellt war, waren wir beide, gelinde gesagt, geschockt. Man meint immer, so etwas stößt nur anderen zu, nicht einem selber. Der springende Punkt ist, daß eine Schnittwunde verheilt; etliche Arten von Krebs lassen sich erfolgreich behandeln; und ja, operativ ist heute fast alles möglich. Aber der Geist ... wie läßt sich *der* festzurren? Es gibt bis heute keine anerkannt wirksamen Tabletten zur Behandlung der Alzheimerkrankheit; „Cognex" scheint zu helfen, hat aber schlimme Nebenwirkungen.

Es ist schrecklich, sich sagen lassen zu müssen, sobald die Diagnose einmal gestellt sei, sei es nur noch eine Frage der Zeit, bis das Thema „Pflegeheim" aktuell werde; dann tauchen jäh vor dem inneren Auge Bilder von Menschen auf, die hilflos im Bett liegen, den Mund aufsperren und nicht mitbekommen, wo sie sind, ob daheim oder sonst irgendwo.

Das ist das Schreckliche an dieser Krankheit. Woher kommt sie, und wie läßt sie sich bremsen? Liegt sie in der Luft, die wir atmen, im Wasser, das wir trinken, oder in der Nahrung, die wir zu uns nehmen? Zahllose andere Krankheiten lassen sich direkt auf diese Faktoren zurückführen.

Und wie sieht es mit der Vererbbarkeit aus? Was passiert mit unseren Kindern? Wie schützen wir sie davor? Geht das überhaupt? Das alles sind Fragen, die der Antwort harren, und zwar noch zu unseren Lebzeiten. Dann das Damit-Zurechtkommen. Wie kommen wir, die Betreuenden, damit zurecht? Betrachten wir diese Betreuung als einen Job? Darauf läuft es zunehmend hinaus. Ich versuche, Larry soviel Freiheit und Unterstützung wie irgend möglich zu geben, wobei ich ihn natürlich ständig im Auge behalte. Das letzte, was ich tun möchte, wäre, einen Krüppel heranzuziehen. Für keinen Menschen ist das eine würdige Lebensform.

Ich ermutige ihn, seine Medikamententherapie weiterzumachen, denn das muß er tun. Er muß weiterhin aktiv kämpfen; er ist viel zu jung, um sich dieser schrecklichen Krankheit widerstandslos zu ergeben. Vielleicht hilft wenigstens der Umstand, daß er in seine eigene Behandlung aktiv mit einbezogen ist, daß sich die Auswirkung der Krankheit auf seinen Geist etwas verlangsamt.

Am Anfang, als die Diagnose erstmals gestellt wurde, sagte ich zu ihm, das würden wir nicht einfach untätig hinnehmen. Wir würden nach irgendeiner Art von Programm suchen, bei dem wir aktiv mitwirken könnten. Ich machte einem Mann Hoffnung, der selbst keine Hoffnung mehr hatte. Ich sagte zu ihm, daß jetzt alles darauf ankomme, daß wir Antworten finden würden, ganz gleich um welchen Preis. Wir beschlossen, unser Glück mit der Medikamententherapie zu versuchen. Jetzt *tun* wir zumindest *etwas*. Wir sitzen nicht nur untätig herum und warten, bis diese Krankheit weiter fortschreitet.

Man muß schon tollkühn sein, wenn man ein Medikament einnimmt, von dem außer der Herstellerfirma kein Mensch etwas Genaueres weiß; also das Risiko auf sich zu nehmen, heute noch physisch vollauf gesund und morgen bereits völlig behindert zu sein. Sich dafür zu entscheiden ist mit Furcht und Zittern verbunden, aber heute bin ich dankbar dafür, daß wir uns dazu entschlossen haben. Ich habe miterlebt, wie Larry zeitweise von Depression, Angst und Tränen (weil er nicht die Worte finden konnte, um sich auszudrücken) zu intelligenter Unterhaltung, Ruhe und, ja, sogar einem Leuchten in seinen Augen fand. Es gibt Tage, wo er sozusagen die Wände hochgehen könnte, und ich greife nach ihm, nehme ihn in den Arm, tröste ihn und rede ihm zu, sich zu beruhigen. Dann gibt es wieder Tage, wo er still und in sich gekehrt ist. Wenn ich ihn an solchen Tagen frage, ob es ihm gutgeht, bekomme ich manchmal eine Antwort, und manchmal auch keine. Ich versuche, ihn so genau wie möglich zu beobachten und gelegentlich sogar seine Gedanken zu lesen. Ich fasse für ihn vieles, was er denkt, in Wörter, wenn er um Wörter ringt, die ihm gerade abhanden gekommen sind.

Jeder Mensch ist einmalig, und ich habe erfahren, daß das nicht bei jedem genausogut funktionieren mag. Aber einen Versuch ist es immerhin wert.

Ich habe gelesen, daß Alzheimerpatienten zuweilen gewalttätig werden; mit Larry habe ich das noch gar nicht erfahren. Ich denke, jede/r Betreuer/in muß die eigenen Umstände genau ausloten, um mit eventuellen Gewaltausbrüchen richtig umgehen zu können. Es ist schwierig, bestimmte Situationen schon im Vorhinein genau zu planen. Eine angemessene Vorbereitung und ein Handlungsplan, entweder geschrieben oder dem Gedächtnis eingeprägt, sind der einzige Weg, wie sich jemand auf einen Alzheimerpatienten einstellen kann. Ja, und dann gibt es eine Menge Leute da draußen, die es vollkommen gut mit einem meinen, und unvermeidlich läuft man ihnen in die Hände. Beißen Sie sich dann auf die Zunge; hören Sie sich an, was sie Ihnen vielleicht zu sagen haben; und dann vertrauen Sie einfach Ihrer inneren Stimme, die Ihnen eingibt, was Sie in der jeweiligen Situation tun sollen. Wenn Sie sich darauf konzentrieren, was Ihnen Ihr inneres Gefühl als Handlungsweisung eingibt, ist dies das Beste für Ihren Patienten und auch für Sie selbst. Schreien Sie los, wenn Sie Ihre angestauten Gefühle loswerden müssen. Für mich ist mein Auto meine Zuflucht. Ich fahre und lasse dabei alle Scheiben hochgekurbelt, für den Fall, daß ich Lust zum Schreien kriege. Ich habe auch einen Plastikschläger, mit dem ich ein altes Kissen bearbeite, wenn ich wirklich nicht mehr kann. Diese Methode wende ich schon lange an, aber sie hilft immer. Ich reagiere meine Emotionen regelmäßig ab, und Sie können es mir glauben, das ist für den Betreuer eines Alzheimerkranken ungeheuer wichtig.

Irgendwann müssen wir die Hauspflege und dann das Pflegeheim ins Auge fassen. Wir sind noch im Frühstadium dieses Alzheimergespensts, und uns sind hoffentlich noch einige gute Jahre geschenkt, in denen wir uns unseres gemeinsamen Lebens erfreuen können. Genau das tun wir derzeit, soweit es uns möglich ist. Sich immer auf das Heute zu konzentrieren ist in jedem Fall schwierig, aber das müssen wir tun, ganz einfach deshalb, weil das Heute alles ist, was wir wirklich haben. Heute wollen wir lachen, lieben und uns die Last gegenseitig erleichtern; und wir wollen den Schmerz, das Herzweh und gelegentlich die Einsamkeit durchstehen, das dieses Phänomen namens Alzheimer mit sich bringt. Niemand ist gegen diese tödliche Krankheit immun. Sie kann jeden von uns befallen.

Auf diese Weise erlernen wir die „Kunst" eines Lebens unter Umständen, die unserer Kontrolle entzogen sind. Worauf es einzig ankommt, ist, wie wir das alles bestehen. In meinem Herzen weiß ich, daß es ein größeres Bild gibt, in dem wir alle miteinander verknüpft sind. Mein Glaube hat mich bis jetzt aufrecht erhalten, und mein Glaube bleibt die Karte, auf die ich alles setze. Ich werde diesen Weg, den ich mit Larry angefangen habe, weitergehen, bis der Tag kommt, an dem sich einer von uns beiden verabschiedet. Einer von uns wird dann traurig sein, aber wir werden erfahren haben, daß der Übergang in ein anderes Leben lebenspendend ist. Ich jedenfalls möchte nicht zurückschauen und sagen: „Ich hätte dies, ich hätte jenes tun müssen." Ich hoffe, am Ende sagen zu können, daß ich tapfer gekämpft habe und nicht noch einmal von vorne anfangen muß, um etliche verpaßte Lektionen noch einmal zu wiederholen. Mein letztes Ziel heißt: Ruhe.

Der Autor Larry Rose
ist unter folgender Anschrift zu erreichen:

Larry Rose
P.O. Box 81321
Lafayette LA 70598
USA

Abschied vom Ich

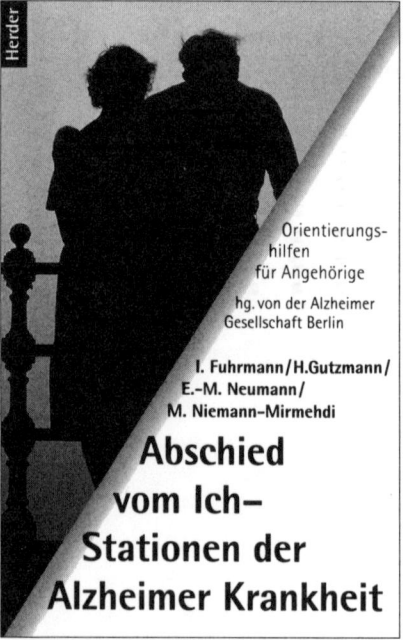

400 Seiten, Klappenbroschur
ISBN 3-451-23144-1

Das Orientierungsbuch für Angehörige und professionelle
Helfer: wichtige Informationen über den Verlauf der Krankheit
und Therapiemöglichkeiten aus der Sicht des Arztes.
Konkrete Hinweise auf finanzielle und pflegerische
Hilfsmöglichkeiten. Erfahrungen von Angehörigen, die zeigen,
wie man die schwierigen Situationen meistern kann.

HERDER